Ganesan Poovi
Narayanasamy Dhamodharan

SLNs e NLCs: Preparação, caraterização, obstáculos e estratégias

Ganesan Poovi
Narayanasamy Dhamodharan

SLNs e NLCs: Preparação, caraterização, obstáculos e estratégias

ScienciaScripts

Imprint

Any brand names and product names mentioned in this book are subject to trademark, brand or patent protection and are trademarks or registered trademarks of their respective holders. The use of brand names, product names, common names, trade names, product descriptions etc. even without a particular marking in this work is in no way to be construed to mean that such names may be regarded as unrestricted in respect of trademark and brand protection legislation and could thus be used by anyone.

Cover image: www.ingimage.com

This book is a translation from the original published under ISBN 978-620-2-05542-0.

Publisher:
Sciencia Scripts
is a trademark of
Dodo Books Indian Ocean Ltd. and OmniScriptum S.R.L publishing group

120 High Road, East Finchley, London, N2 9ED, United Kingdom
Str. Armeneasca 28/1, office 1, Chisinau MD-2012, Republic of Moldova, Europe
Printed at: see last page
ISBN: 978-620-7-90451-8

G. Poovi[a,b] e N. Dhamodharan [a]

[a] Departamento de Farmácia, Faculdade de Farmácia, Universidade SRM, Kattankulathur 603203, Tamil Nadu, Índia.

[b] Departamento de Farmácia, Faculdade de Farmácia, Instituto de Pós-Graduação e Investigação em Ciências da Saúde Madre Teresa, (uma instituição do Governo de Puducherry), *Puducherry-605006, Índia.*

Biografia do autor

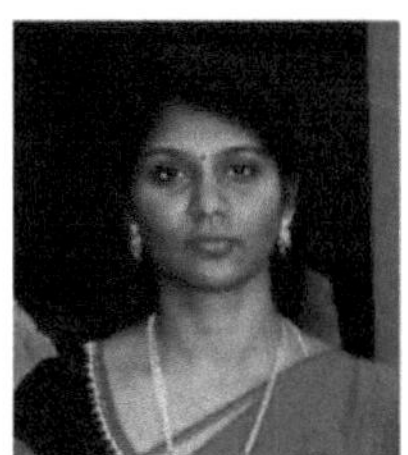

G. Poovi é professora assistente de Farmácia no COP, MTPG&RIHS, Puducherry e atualmente está a fazer o doutoramento na área das nanopartículas lipídicas sob a orientação do Prof. Dr. N. Damodharan no COP, SRM University, Chennai, Índia. Licenciou-se (2009) na Universidade de Medicina T.N.Dr.M.G.R., em Chennai. Publicou dezassete artigos de investigação e quatro artigos de revisão em revistas de renome. Além disso, é autora de dois livros. Foi membro do comité de recrutamento do VCRC, do ICMR e do Governo da Índia. As suas áreas de interesse incluem dispersão sólida, microesferas, hidrogéis, nanopartículas poliméricas/lipídicas e micro/nanopartículas de superfície modificada.

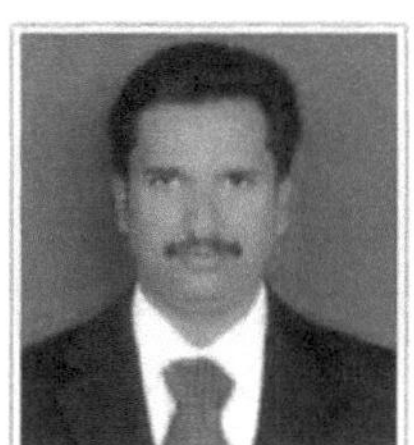

N. Damodharan é Diretor do Departamento de Farmácia e Professor Distinto de Sistemas de Administração de Medicamentos na Universidade SRM, Chennai, Índia. É licenciado pelo Birla Institute of Technology, Mesra, e Ranchi. Obteve o seu doutoramento em 2008 na Universidade de Jadavpur, em Calcutá. Tem mais de 50 publicações e revisões em revistas nacionais e internacionais. Participou ativamente em muitas conferências nacionais e internacionais. As suas áreas de interesse incluem dispersões sólidas, sistemas de administração de medicamentos novos e controlados, tais como sistemas de administração transdérmica de medicamentos, microesferas, nanopartículas poliméricas e lipídicas.

ÍNDICE DE CONTEÚDOS:

CAPÍTULO 1

1. Introdução

Nas últimas décadas, surgiram várias tecnologias de administração de fármacos (Jaiswal et al., 2016), e uma parte interessante desta evolução foi o desenvolvimento de dispositivos de administração de fármacos à escala nanométrica (Jaiswal et al., 2004, Jaiswal et al., 2016). Surgiram muitos sistemas de nanopartículas à base de polímeros, lípidos e óleos biocompatíveis, que podem ser utilizados de forma eficiente para aumentar a biodisponibilidade oral dos fármacos, quer através do aumento da permeabilidade ao fármaco, quer através da superação do efeito de primeira passagem e/ou do efluxo da P-gp (Harde et al., 2011). Entre estas, as nanopartículas à base de lípidos têm a vantagem de serem as menos tóxicas para aplicações in vivo, tendo sido feitos progressos dinâmicos na área do ADN/ARN e da administração de fármacos utilizando nano conjuntos à base de lípidos (Puri et al., 2009).

Os lípidos utilizados para preparar nanopartículas lipídicas são geralmente lípidos fisiológicos (biocompatíveis e biodegradáveis) (Sarabjot kaur et al., 2015) com baixa toxicidade aguda e crónica (Das e Chaudhury, 2011, Muller et al., 1996). No caso das nanopartículas poliméricas, a degradação in vivo do polímero pode causar efeitos tóxicos (Das e Chaudhury, 2011, Muller et al., 1996, Kumar, 2000). A diversidade físico-química e a biocompatibilidade dos lípidos, bem como a sua capacidade de aumentar a biodisponibilidade oral dos fármacos, tornaram as nanopartículas lipídicas em suportes muito atractivos para a administração oral de fármacos (Das e Chaudhury, 2011). Além disso, as formulações à base de lípidos podem influenciar positivamente a absorção de fármacos de várias formas, incluindo: aumento da capacidade de solubilização, prevenção da precipitação do fármaco na diluição intestinal, aumento da permeabilidade da membrana, inibição dos transportadores de efluxo, redução das enzimas CYP, aumento da produção de quilomícrons e transporte linfático (O'driscoll e Griffin, 2008, Porter et al., 2007, Gursoy e Benita, 2004).

As nanopartículas lipídicas com uma matriz sólida são de dois tipos: nanopartículas lipídicas sólidas (SLN) e transportadores lipídicos nanoestruturados (NLC) (Das e Chaudhury, 2011). As nanopartículas lipídicas sólidas (SLN) foram introduzidas como a primeira geração de nanopartículas lipídicas (Iqbal et al., 2012, Basavaraj, 2012), enquanto o transportador lipídico nanoestruturado (NLC), frequentemente referido como a segunda geração de SLN (Puri et al., 2009). As principais razões para o desenvolvimento dos SLN são as vantagens da combinação de diferentes sistemas de transporte, como os lipossomas e as NPs poliméricas. À semelhança dos lipossomas e das nanoemulsões, são compostos por excipientes biocompatíveis fisiologicamente aceites (lípidos e ácidos gordos). Além disso, de forma idêntica às nanopartículas poliméricas, a sua matriz sólida pode proteger eficazmente os ingredientes farmacêuticos activos carregados contra a degradação química em meios biológicos agressivos e proporcionar a máxima flexibilidade na modificação dos perfis de libertação do fármaco. Além disso, podem ser produzidas em grande escala industrial por homogeneização a alta pressão (Harde et al., 2011, Kayser et al., 2005, MuEller et al., 2000, Muller et al., 1997, Freitas e Muller, 1999). Todos estes atributos construtivos fazem dos SLNs um excelente veículo para a administração oral de fármacos (Harde et al., 2011) e também para o processo de produção de formulações farmacêuticas.

Porque o fabrico de produtos farmacêuticos é o mais intensivo em solventes e o menos eficiente de todas as indústrias químicas no que respeita aos resíduos gerados por unidade de produto. As estatísticas compiladas em toda a indústria apontam para um rácio médio de 200 resíduos por produto. Por outras palavras, as fábricas geram 200 kg de resíduos por cada quilograma de ingrediente farmacêutico ativo produzido e o encargo financeiro associado ao processamento e eliminação destes fluxos de resíduos consideráveis é considerável (Rajagopal, 2014). Além disso, as fábricas de produtos farmacêuticos gastam quantias exorbitantes de dinheiro todos os anos com o combustível e a eletricidade de que necessitam para manter as suas instalações em funcionamento (Galitsky et al., 2008). Para contrariar esta situação, várias abordagens "verdes" tornaram-se populares como forma de reduzir o impacto ecológico da indústria farmacêutica, incluindo a utilização de procedimentos sintéticos sem solventes e fontes de energia alternativas (Markarian, 2016).

O domínio da química verde e sustentável tem crescido rapidamente nas últimas décadas. Tanto na ciência e na investigação como em segmentos da indústria, tem havido muitas actividades independentes. (Cannon e Warner, 2011, Kummerer e Hempel, 2010, Angrick et al., 2006) A química verde é um pré-requisito e uma parte essencial da química sustentável. O mais importante para a química verde são os 12 Princípios da Química Verde. (Anastas e Warner, 1998, Voutchkova-Kostal et al., 2012) A química verde e a química sustentável têm em comum a conceção, o fabrico e a utilização de produtos e serviços químicos eficientes, eficazes, seguros e inofensivos para o ambiente. No entanto, enquanto que a química verde se concentra principalmente em questões técnicas e de engenharia, como a síntese, a economia de átomos e a utilização de solventes, e deriva assim de uma perspetiva de conceção e produção, a química sustentável abrange todas as fases do ciclo de vida, bem como as implicações directas e indirectas nas áreas circundantes, e aborda diferentes perspectivas para além dos aspectos ambientais, como a economia e a sociedade.

Neste sentido, o facto de evitar solventes orgânicos no processo de produção de SLNs e NLCs e o seu componente lipídico fisiológico faz com que este sistema seja uma das abordagens mais desafiantes para os cientistas de formulações. Além disso, cumpre os objectivos-chave da química verde e da química sustentável. Esta revisão destaca e discute os dois tipos de novas nanopartículas lipídicas simples e de fácil expansão com matriz sólida (nanopartículas lipídicas sólidas e transportadores lipídicos nanoestruturados), juntamente com as suas diferentes técnicas de produção, obstáculos e estratégias para a produção de nanopartículas lipídicas, caraterização, liofilização e libertação de fármacos. Além disso, esta revisão resume os resultados da investigação relatados pelos diferentes investigadores relativamente aos diferentes métodos de preparação, excipientes e os seus resultados significativos.

CAPÍTULO 2

2. Nanopartículas lipídicas sólidas

As nanopartículas lipídicas sólidas são nanoesferas compostas por um núcleo lipídico sólido com um diâmetro médio de espetroscopia de correlação de fotões (PCS) entre aproximadamente 50 e 1000 nm (Battaglia e Gallarate, 2012). Estes materiais lipídicos podem conter triglicéridos purificados, misturas complexas de glicéridos ou ceras [148, 149] que são sólidos tanto à temperatura ambiente como à temperatura do corpo humano (Wissing e Muller, 2003, Wissing et al., 2004) e são estabilizados por surfactantes adequados (Kumar et al., 2012, Wissing et al., 2004, Wissing e Muller, 2003). Na verdade, o SLN é um sistema de transporte alternativo aos transportadores coloidais tradicionais, como emulsões, lipossomas e micro e nanopartículas poliméricas (Kumar et al., 2012) e são transportadores de entrega de medicamentos à base de lípidos interessantes por uma série de razões, incluindo

i)   O tamanho das partículas está na escala nano a submicrónica (50-1000 nm) após a encapsulação do fármaco;

ii)   São compostos por componentes biocompatíveis e biodegradáveis (ou seja, lípidos fisiológicos ou moléculas de lípidos) e não requerem a utilização de solventes orgânicos para a sua montagem; e

iii)   O processo de síntese de partículas (por exemplo, homogeneização a alta pressão) pode ser realizado a um custo mais baixo e é facilmente ampliado (Mudshinge et al., 2011, Wang et al., 2015, Puri et al., 2009).

Por conseguinte, estas nanopartículas apresentam os aspectos positivos de outros sistemas de transporte de nano-lípidos, mas também superam várias das suas desvantagens. Por exemplo, as SLN são de natureza semelhante às nanoemulsões, mas apresentam um núcleo lipídico sólido em vez de uma versão lipídica líquida. Consequentemente, a mobilidade do fármaco diminui no estado lipídico sólido em comparação com a fase oleosa, aumentando assim a libertação controlada dos fármacos carregados. A estabilidade do SLN pode ainda ser melhorada pela adição de um revestimento de surfactante (Muller et al., 2002, Pardeshi et al., 2012, Martins et al., 2007). Um benefício adicional envolve a produção de SLN em forma de pó, que pode ser carregado em pellets, cápsulas ou comprimidos para um maior desenvolvimento da administração de medicamentos (Poovi, 2016, Puri et al., 2009).

Apesar dessas vantagens, as SLNs sofrem de algumas limitações, como baixa eficiência de carga (Pathak e Raghuvanshi, 2015), expulsão do fármaco após a transição polimórfica durante o armazenamento e teor de água relativamente alto das dispersões (70-99,9%) (Kumar et al., 2012, Schwarz et al., 1994, Westesen et al., 1997). A fraca capacidade de carga de fármaco das SLN convencionais deve-se a uma rede cristalina lipídica densamente compactada, que deixa pouco espaço para a incorporação de fármacos (Kumar et al., 2012) ou à solubilidade do fármaco na fusão lipídica, à miscibilidade da fusão do fármaco e da fusão lipídica, ao estado polimórfico da matriz lipídica e à estrutura da matriz lipídica sólida (Schwarz et al., 1994, Westesen et al., 1997, Uner e Yener, 2007).

Para ultrapassar a caraterística negativa das SLN, foi produzido um sistema de NLC. As NLCs são compostas por uma mistura de moléculas lipídicas espacialmente diferentes, normalmente a mistura de lípido líquido e sólido, o que torna a matriz mais imperfeita para incorporar mais moléculas de fármaco do que as nanopartículas lipídicas sólidas. Apesar da presença de lípido líquido, a matriz de NLC é sólida à temperatura corporal/ambiente. As NLC adoptam misturas de um lípido líquido e de um lípido sólido e permanecem no estado sólido através do controlo do teor de lípido líquido (Sarabjot kaur et al., 2015). As NLCs podem imobilizar mais fortemente os fármacos e impedir a coalescência da partícula pela matriz sólida em comparação com as emulsões. As NLCs também têm as vantagens das SLNs, incluindo a baixa toxicidade, a biodegradação, a proteção do fármaco, a libertação lenta e a prevenção de solventes orgânicos na produção (Liu e Wu, 2010, Das e Chaudhury, 2011).

Nas SLN, o fármaco está principalmente disperso na forma molecular, por exemplo, localizado entre as cadeias de ácidos gordos dos glicéridos, ao passo que nas NLC, é utilizada uma mistura de lípidos sólidos e líquidos e, devido às suas diferenças na estrutura, não se podem encaixar muito bem para formar um cristal perfeito. Este arranjo cria muitas imperfeições na matriz, levando a uma acomodação de mais fármacos na forma molecular e aglomerados amorfos (Domingo e Saurina, 2012, Pardeshi et al., 2012).

3. Tipos de SLN/NLC

Com base na natureza química do ingrediente ativo e do lípido, na natureza e concentração dos tensioactivos, na solubilidade do fármaco no lípido fundido, no tipo de produção e na temperatura de produção, os SLN e os NLC são classificados em três tipos (Quadro 1) (Fig. 1 e Fig. 2).

Tabela 1. Tipos de SLNs e NLCs

Types of SLNs (Mehnert and Mäder, 2001, Souto and Muller, 2007, Souto and Müller, 2010, Souto and Muller, 2006, Souto *et al.*, 2004, Westesen *et al.*, 1997, MuÈller *et al.*, 2000)		
Type	**Nature of matrix**	**Descriptions**
Type I	Homogeneous matrix model	The SLN Type I is defined as the homogeneous matrix model because the API is molecularly dispersed in the lipid core or is present in the form of amorphous clusters. This model is obtained when using optimized ratios of API and lipid passing through the HPH at above the melting point of the lipid, or when using the cold HPH technique. As consequence of their structure, SLN Type I can show controlled release properties.
Type II	Drug enriched shell model	It is obtained when the API concentration in the melted lipid is low. After applying the hot HPH technique, during the cooling of the homogenized nanoemulsion, the lipid phase precipitates first, leading to steadily increasing the concentration of API in the remaining lipid melt with increased fraction of solidified lipid. An API free lipid core is formed; when the API reaches its saturation solubility in the remaining melt, an outer shell containing both API and lipid will solidify around this core which contains a low amount of API. This model is not suitable for prolonged API release; nevertheless, it may be used to obtain a burst release of API, in addition to the occlusive properties of the lipid core.
Type III	Drug enriched core model	A drug enriched core model is obtained when the recrystallization mechanism is the opposite of that described for the drug enriched shell model. In this method, a drug is solubilized in the lipid melt close to its saturation solubility. Subsequent cooling of the lipid emulsion causes super-saturation of the drug in the lipid melt; this leads to the drug recrystallizing before lipid recrystallization. Additional cooling leads to lipid recrystallization that forms a membrane around the already crystallized drug-enriched core. This structural model is suitable for drugs that require prolonged release over a period.

Tipos de NLCs

(Muller et *al.*, 2002, Schafer-Korting, 2010, Shah et *al.*, 2014, Jenning et *al.*, 2000)

Type	Nature of matrix	Descriptions
Imperfect	Imperfectly structured solid matrix	It is termed the imperfect crystal model and consists of a matrix with many voids and vacancies that can accommodate the API. These particles are obtained when mixing solid lipids with a sufficient amount of liquid lipids (oils). Because of the different chain length of the fatty acid (Takao *et al.*, 2015) and the mixture of mono-, di- and triacylglycerols, the matrix of NLC is not able to form a highly ordered structure, thus creating available spaces (structural imperfections).
Amorphous	Structureless solid amorphous matrix	It is obtained when mixing special lipids (hydroxyl octacosanyl hydroxy stearate, isopropyl myristate, dibutyl adipate) that do not recrystallize after homogenization and cooling of the nanoemulsion (Gaba *et al.*, 2015). These lipids create amorphous matrices and during shelf life, thus minimizing API expulsion during storage time.
Multiple	Multiple oils in fat in water	The solubility of lipophilic the drug in liquid lipids (oils) is higher than in solid lipids. This principle can be used to **develop the "multiple" type NLC. In this type of NLC, a** higher amount of oil are blended in solid lipids. At low concentrations, oil molecules are easily dispersed into the lipid matrix. Additional of oil in excess of its solubility leads to phase separation producing tiny oily nano-compartments surrounded by the solid lipid matrix. Such models allow controlled drug release, and the lipid matrix prevents drug leakage. Lipophilic drugs can be solubilized in oils, and multiple types of NLCs are formed during the cooling process of a hot homogenization process.

Types of SLNs

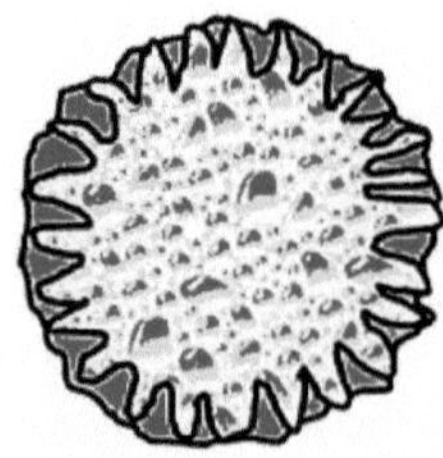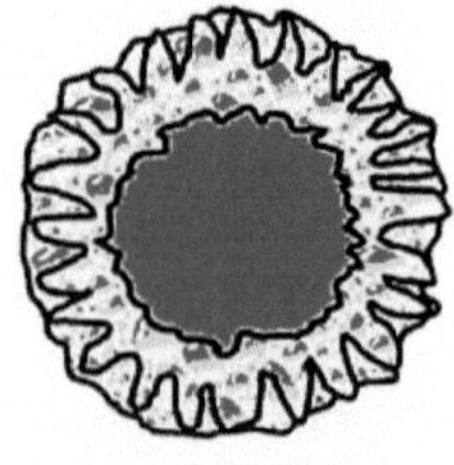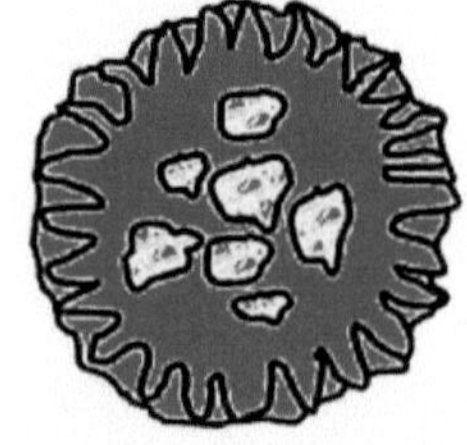

A. Solid solution   B. Drug enriched shell   C. Drug enriched core

Fig. 1. Tipos de SLNs

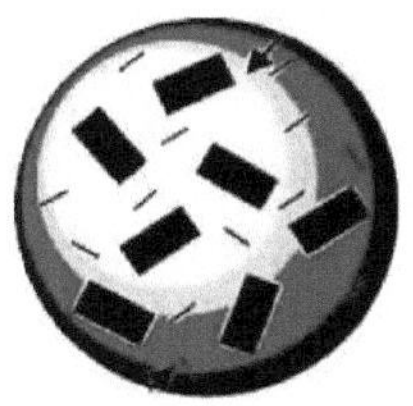
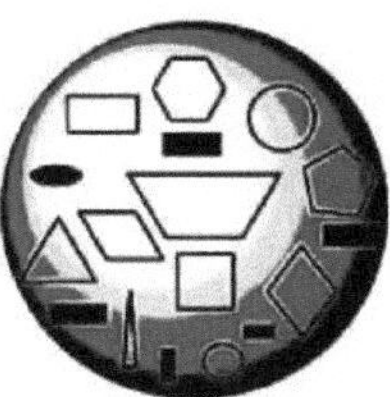
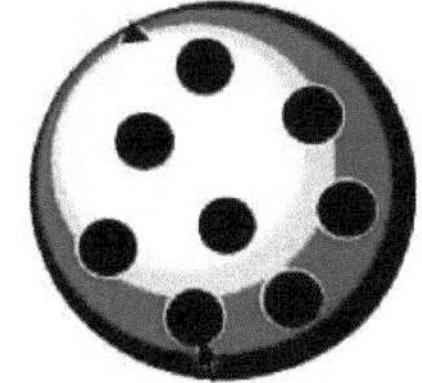

Fig. 2. Tipos de NLCs

4. Métodos de preparação

Foram desenvolvidas várias abordagens químicas interessantes para a síntese de nanopartículas. As partes mais significativas e desafiantes relacionadas com a seleção do método ecológico são a otimização das necessidades energéticas do método de síntese e as correspondentes restrições energéticas do processo. Vários métodos físicos tradicionais, com modificações razoáveis na sua metodologia, foram dominados para a síntese controlada de nanopartículas. As vantagens distintivas destes métodos vão desde as suas necessidades energéticas, um grau muito menor de geração de riscos, facilidade de aplicação e viabilidade, e maior potencial de rendimento (Malik et al., 2014). Foram feitas grandes incursões por métodos como a ultra-sonicação (Malik et al., 2014), a técnica de fluido supercrítico (Konwarh et al., 2012), a homogeneização a alta pressão (Bevilacqua et al., 2007), a ultrafiltração (Medina-Gonzalez et al., 2011), a floculação com surfactantes (Malik et al., 2014) e muitos outros (Malik et al., 2014). Todos estes métodos ecológicos são os mais utilizados para a formulação de nanopartículas lipídicas (SLNs/NLCs)

As diferentes abordagens utilizadas para a produção de SLNs/NLCs são amplamente discutidas e tabuladas juntamente com as suas vantagens, desvantagens, mecanismo e limitações no Quadro 2. Além disso, os obstáculos e as estratégias para o fabrico de SLNs e várias formulações de SLNs/NLCs estudadas por diferentes investigadores para melhorar a biodisponibilidade oral dos fármacos são também discutidos no Quadro 3 e no Quadro 4, respetivamente.

Tabela. 2. Comparação de vários processos utilizados para a preparação de SLNs/NLCs

Comparison of various processes used for preparation of SLNs/NLCs	
Method	**High-Pressure Homogenisation (HPH)** (Jorgensen and Nielson, 2009, Yadav *et al.*, 2013, Yang *et al.*, 1999, Müller *et al.*, 2006, Almeida *et al.*, 1997, Harde *et al.*, 2011, Mishra *et al.*, 2012, Mudshinge *et al.*, 2011)
Mechanism	Shear due to intense turbulent eddies
Advantages	Very effective dispersing technique
Disadvantages	Extremely energy intensive process
Limitations for hot and cold HPH	Complete evasion of drug exposure to high temperature is not possible. Not appropriate for thermolabile drug (Iqbal *et al.*, 2012). High polydispersity
	Hot HPH (Jorgensen and Nielson, 2009, Yadav *et al.*, 2013, Yang *et al.*, 1999, Müller *et al.*, 2006, Almeida *et al.*, 1997, Harde *et al.*, 2011, Mishra *et al.*, 2012, Mudshinge *et al.*, 2011)
Mechanism	Intense cavitations because of the large pressure drop through the valve
Advantages	Scalable, commercially available
Disadvantages	Drug distribution into the water phase during homogenization, Temperature-induced drug degradation (Swathi and Bala, 2013), Complexity of crystallization step of nanoemulsion leading to several modifications and supercooled melts

	Cold HPH (Jorgensen and Nielson, 2009, Yadav *et al.*, 2013, Yang *et al.*, 1999, Müller *et al.*, 2006, Almeida *et al.*, 1997, Harde *et al.*, 2011, Mishra *et al.*, 2012, Mudshinge *et al.*, 2011)
Advantages	No temperature induced drug degradation or crystalline modification
Disadvantages	Not reported
Method	**Microemulsion Technique** (Zara *et al.*, 2002, Cavalli *et al.*, 2003, Gasco, 1993, Harde *et al.*, 2011, Mudshinge *et al.*, 2011, Mishra *et al.*, 2012, Yadav *et al.*, 2013)
Mechanism	Spontaneous interfacial tension reduction
Advantages	Low energy input, Theoretical stability
Disadvantages	Extremely sensitive to change, Labor intensive formulation work, Low nanoparticle conc.
Limitations	Strong dilution of particle suspension due to the use of the large volume of water. High concentration of surfactant and co-surfactant is not desired.
Method	**Solvent Emulsification Evaporation Method** (Conlin *et al.*, 2010, Kang *et al.*, 2010, Harde *et al.*, 2011, Mudshinge *et al.*, 2011, Yadav *et al.*, 2013, Sjöström and Bergenståhl, 1992)
Mechanism	Emulsification (or diffusion) of globules followed by evaporation leads to precipitation as particles
Advantages	**Small particle size $\leq$ 24 nm**, Avoidance of heat, The low viscous system formed, Low energy input, Lipids are dissolved in an aqueous immiscible solvent, e.g., cyclohexane, chloroform, Appropriate for thermolabile drugs (Iqbal *et al.*, 2012).
Disadvantages	Low dispersing degree, Instability of emulsion, Insolubility of lipids in organic solvents, Additional solvent removal procedure, Toxicological issue (residual solvent)
Limitations	Production of very dilute nanoparticle dispersion is not required (Iqbal *et al.*, 2012), An additional step is required. e.g. ultrafiltration or evaporation, The organic solvent may remain in the final preparation.
Method	**Solvent Emulsification Diffusion Method** (Conlin *et al.*, 2010, Kang *et al.*, 2010, Harde *et al.*, 2011, Mudshinge *et al.*, 2011, Yadav *et al.*, 2013, Trotta *et al.*, 2003)
Mechanism	Emulsification (or diffusion) of globules followed by evaporation leads to precipitation as particles
Advantages	Avoidance of heat during the production procedure, Lipids are dissolved in partially miscible solvent e.g. benzyl alcohol, Tetrahydrofuran.

Disadvantages	Low dispersing degree, Instability of emulsion, Insolubility of lipids in organic solvents, Additional solvent removal procedure, Toxicological issue (residual solvent)
Limitations	Ultrafiltration or lyophilisation techniques are required, Residue of organic solvent may remain in the final preparation.
Method	**Solvent Injection/Solvent Displacement Method** (Schubert and Müller-Goymann, 2003, Iqbal *et al.*, 2012)
Advantages	Easy handling and fast production process, Lipids are dissolved in water missicible solvent. e.g. ethanol, methanol, acetone (Iqbal *et al.*, 2012) without using a sophisticated instrument (e.g., High-pressure homogeniser).
Method	**Membrane contractor** (Ahmed El-Harati *et al.*, 2006, Charcosset *et al.*, 2005, Harde *et al.*, 2011, Yadav *et al.*, 2013)
Mechanism	Lipid phase is forced through the membrane pores allowing the formation of small droplets (Iqbal *et al.*, 2012)
Advantages	Large-scale production, Facility of use, Control of size, In this case, the lipid phase is forced through the membrane pores to form small droplets. Under cooling at room temperature (Iqbal *et al.*, 2012), these droplets recrystallize forming the lipid nanoparticles.
Disadvantages	Clogging of membrane
Method	**Phase Inversion Techniques** (Montenegro *et al.*, 2011a, Anton *et al.*, 2008, Harde *et al.*, 2011, Heurtault *et al.*, 2002, Iqbal *et al.*, 2012)
Mechanism	Spontaneous inversion of o/w to w/o transitional emulsion with increase in temperature
Advantages	Less energy intensive, Solvent free Good for heat liable molecules
Disadvantages	Incorporation of additional molecules influence inversion phenomenon Instability of emulsion
Limitations	Cumbersome technique
Method	**Coacervation Technique** (Shah et al., 2015, Battaglia et al., 2010, Bianco *et al.*, 2010, Chirio *et al.*, 2011, Gallarate *et al.*, 2010)
Mechanism	Decrease in pH of micellar solution of alkaline salts of fatty acids by acidification (coacervating solution) in the presence of a polymeric stabilizer causes proton exchange a lipid precipitation (coacervation)
Advantages	Suitable for lipophilic drugs (by solubilising in the micellar solution after coacervation), Suitable for hydrophobic ion pairs of hydrophilic drugs, Solvent-free technique, Use of sophisticated technique not required, Monodispersity, Simple to scale-up
Disadvantages	Suitable for lipids that an form alkaline salts, Not suitable for pH-sensitive drugs
Method	**Micro emulsion cooling technique**

	(Koziara *et al.*, 2004; Koziara *et al.*, 2005; Mumper *et al.*, 2006)
Mechanism	Emulsification of globules followed by cooling leads to precipitation as particles
Advantages	This method is reproducible, simple and easy to scale up; all the ingredients used are biocompatible; no organic solvents are used
Method	**Super Critical Fluid Method** (Yadav *et al.*, 2013, Chattopadhyay *et al.*, 2006, Chattopadhyay *et al.*, 2007)
Mechanism	Parallel processes of supercritical fluid extraction (diffusion) of organic solvent from emulsions and lipid dissolution; Expansion of organic phase; leads to lipid crystallization
Advantages	Particles are obtained as a dry powder, Avoid the use of solvents; in preference to suspensions, Mild temperature and pressure conditions, Carbon dioxide solution is the good choice as a solvent (Iqbal *et al.*, 2012).
Disadvantages	Very expensive method
Method	**Gas Assisted Melting Atomisation** (Salmaso et al., 2009, Vezzu et al., 2010)
Mechanism	The lipid or protein/lipid mixtures were loaded into a thermostated mixing chamber (CM) where they were melted under supercritical CO_2 at selected temperature and pressure conditions. Then, the lipid saturated fluid is forced through the nozzle by opening the valve at the bottom of the CM, in order to produce microparticles.
Advantages	**Produce fine and non-agglomerated** low density powders. Suitable operating conditions for protein-loaded lipid submicron particle preparation were selected in order to obtain solid colloidal formulations and high protein loading while maintaining native **activity and suitable release profiles.**
Method	**Ultrasonication** (Zhang *et al.*, 2006, Xie *et al.*, 2011, Mei *et al.*, 2005, Harde *et al.*, 2011)
Mechanism	Formation and implosive collapse of bubbles due to cavitation, i.e., **'the formation, growth, and implosive collapse of bubbles in a liquid**
Advantages	Low particle size: 30 -- 180 nm, Low shear stress
Disadvantages	Metal shading leads to contamination, Less entrapment efficiency, Energy intensive process, Unproven scalability
Limitations	During sonication, metallic contamination of the product may occur (Iqbal *et al.*, 2012).

Tabela 3. Obstáculos e estratégias para o fabrico da formulação de SLNs (Mudshinge et al., 2011, Wu et al., 2011, Mishra et al., 2012) (Adaptado e modificado com permissão de (Mishra et al., 2012))

Hurdles in SLN manufacture	Strategies
1. High pressure-induced drug degradation	High shear stress is the major cause of free radical formation and which results in decreased molecular weight of polymers simultaneously causes: Cavitation: can be solved by application of back pressure As high molecular weight compounds are more sensitive to degradation, therefore low molecular weight compounds can be used
2. Lipid crystallization and drug incorporation Considerations:	
The shape of lipid nanodispersions	Platelet shapes have much larger surface areas compared to spheres; therefore, higher amount of the drug will be localized directly on the surface of the particles
Gelation phenomena	Gelation phenomena describes the transformation of a low-viscosity SLN dispersion into a viscous gel. It generally happens during the i.v. injection into a living species, the life of this organism is put at risk. Gelation can be retarded or prevented by the addition of co-emulsifying surfactants with high mobility (e.g. glycocholate); maintenance at optimum temperature range and other environmental conditions
The presence of several lipid modifications	Lipid modifications include improvement of quality like, lower density and ultimately, a higher capability to incorporate guest molecules (e.g. drugs) which should be characterized by DSC, Xray, and NMR techniques
The existence of super cooled melts	The main reason for the formation of supercooled melts is the size dependence of crystallization processes and thus provides stability. The size of particles should be monitored maintained throughout the process

Co-existence of several colloidal species	The presence of several colloidal species is an important point to consider as it may cause the degradation of the formulation. The kinetics of the degradation will be determined by (1) the chemical reactivity of the drug, and (2) the concentration of the drug in the aqueous medium or at the lipid/ water interface. By increasing the matrix, viscosity will decrease the diffusion coefficient of the drug inside the carrier and therefore, will stabilize the formulation
Low drug loading capacity	Improved by selection of proper drug carrier (nanosphere, nano pellets, etc.); use of the optimized drug: polymer ratio; selection of suitable drug loading technique, etc.
Kinetics of distribution process	The promoters of gelation (like high temperature, light, shear stress) increase the kinetic energy of the particles and favor collision of the particles which produces instabilities to the formulations, therefore should be considered.

Quadro 4. Vários resultados de investigação de formulações de SLNs/NLCs comunicados por diferentes investigadores.

Type & Ref.	Drug	Excipients	Method	Size(nm)	Research findings
NLC (Agrawal et al., 2010)	Acitretin	Precirol ATO 5, Labrasol	Solvent diffusion technique	223 ±8.92 nm	Greater efficacy in the treatment of Psoriasis along with a reduction in side effects.
SLN (Hu et al., 2004b)	All-trans retinoic acid	Compritol 888 ATO, Soy Lecithin/Pluronic F68 Or Soy Lecithin/Tween 80	HPH	150–200 nm, 50–100 nm	Enhancement of GI absorption and improvement of oral bioavailability
NLC (Ruktanonchai et al., 2009)	Alpha lipoic acid(LA)	Apifil, Miglyol 812®, pluronic® F68	HPH	103 ± 9	Suitable colloidal carrier for water insoluble LA and potential use for topical delivery.
NLC (Tan et al., 2010)	Amphoteri c B	Theobroma Oil/Oleic Acid	Solvent diffusion method	479.67 ± 11.56 nm	Imparting stability to the NLC

Type (Reference)	Drug	Lipid/Surfactant	Method	Size	Outcome
SLN (Tsai *et al.*, 2011)	Apomorphine	Glyceryl monostearate, PEG, monostearate	Probe soniation	63.20 ± 0.98 nm to 174.63 ± 3.19 nm	Enhanced the bioavailability in rats
SLN (Subedi *et al.*, 2009)	α-Asarone	Glyceryl caprate, Polyethylene glycol 660 hydroxystearate	Ultrasonic homogenization	199 nm	Enhancement of GI absorption, Improvement of oral bioavailability, tissue uptake and distribution
NLC (Teeranachaideekul *et al.*, 2008)	Ascorbyl palmitate	Imwitor 900, Labrafil, M1944	high pressure homogenization technique	170–240 nm.	Viscoelastic measurements is appropriate for topical/dermal application
SLN (Priano *et al.*, 2011)	Baclofen	Stearic Acid, Epikuron 200, Propionic Acid, Butyric Acid, Sodium Taurocholate	Multiple (w/o/w) warm microemulsion	161.4 nm	**Significantly higher** drug concentrations in plasma
NLC (Puglia *et al.*, 2011)	Benzocain	Comprotol©888 ATO, Miglyol©812, Lutrol©F68	Ultrasonication	386.1 ± 65.6	Targeting and prolonged release effects in dermal delivery.
SLN (Varshosaz *et al.*, 2010b)	Buspirone HCl	Cetyl Alcohol/Sperm aceti, Tween 20 or Poloxamer	**Emulsification-evaporation followed by ultrasonification**	86nm to123nm	Improvement of oral bioavailability
NLC (Lin *et al.*, 2010)	Calcipotriol Methtrexate	Myverol™ 18-04K, Precirol® ATO 5, Squalene, Pluronic® F68	Solvent evaporation method	267.3 ± 12.3	Enhanced skin permeation, negligible skin irritation, and the compatibility of the two drugs.
SLN (Martins *et al.*, 2009)	Calcitonin	Trimyristin	w/o/w emulsion technique	200 nm	Improvement of the efficiency of such carriers for oral delivery of proteins
SLN (Yang *et al.*, 1999)	Camptothecin	Stearic acid, Soya lecithin, Poloxamer 188	Hot HPH	196.8±21.3	Improved stability and sustained release effect
NLC (HUANG, 2008)	Camptothecin	Precirol ATO5, Compritol 888 ATO5, Myverol 18-04K, Pluronic F68	HPH	192.3 ± 10.2	Sustained drug release manner in decreasing order as follows LE>NLC>SLN-P>SLN-C
NLC (Zhang *et al.*, 2008)	Camptothecin	Monostearin, Soybean, Oil 788	High pressure homogenize and spray	117.3±2.8nm	Stable and high performance delivery system

			drying method.	216.6±4.1nm	
SLN (Yang *et al.*, 1999)	Camptothe cin	Stearic Acid, Camptothecin, Soya Lecithin, Poloxamer 188, Glycerol	HPH	196.8±21.3nm	Sustained release and tissue targeting
SLN (Sanjula *et al.*, 2009)	Carvedilol	Stearic Acid, Poloxamer 188, Sodium Taurocholate	Microemulsio n	120–200 nm and 600–800 nm	Enhancement of oral bioavailability, Lymphatic uptake and bypass the hepatic first-pass metabolism
SLN (Manjunat h *et al.*, 2005)	Clozapine	Dynasan 114, Dynasan 116, Dynasan 118, Epikuron 200, Poloxamer 188	Homogenizati on ultracentrifuga tion	96.7±163.3	Increased BA, high distribution to brain and reticuloendothelial cells
SLN (Manjunat h and Venkates warlu, 2005)	Clozapine	Trimyristin, tripalmitin, tristearin	Hot homogenizatio n, ultrasonication method	96.7 ± 3.8 to 163.3 ± 0.7 nm	Improvement of bioavailability
SLN (Xu *et al.*, 2011)	Clozapine	Trimyristin, Tripalmitin, Tristearin	Microemulsio n method	87.2±46.9 nm	Improvement of bioavailability
SLN (Manjunat h and Venkates warlu, 2005)	Clozapine	Trimyristin, Tripalmitin, Tristearin, Soylecithin 95%, Poloxamer 188, Stearylamine	Hot homogenizatio n followed by ultrasonication	96.7±3.8 to 163.3± 0.7	Improvement of oral bioavailability and tissue distribution
NLC (Obeidat *et al.*, 2010)	Coenzyme Q 10	Miglyol®812, Precifac® ATO, Labrasol, Tegocare 450	HPH	195.9 ± 3.6	Good physical stability and showed biphasic release pattern i.e. a fast release initially for skin saturation then slow and prolong release profile to maintain the skin concentration of Q10.
SLN (Hu *et al.*, 2010)	Crypto Tanshinone	Glyceryl monostearate (GMS), Compritol 888 ATO (CP), Soya lecithin, Tween80, Sodium dehydrocholate	Ultrasonic and high-pressure homogenizatio n method	121.4±6.3 (GMS) and 137.5±7.1 (CP)	Increases the solubilization capacity, changes the metabolism behavior and improved the oral bioavailability

SLN (Hu et al., 2010)	Crypto tanshinone	Soy Lecithin, Tween 80,	Ultrasonic and HPH	121.4±6.3nm, 137.5±7.1 nm	Enhancement of GI absorption and improvement of oral bioavailability.
NLC (Nayak et al., 2010)	Curcumin	GMS/MCT	Nano-emulsification and ultrasonication	between 120 and 250 nm	Two fold increase in the anti-malarial activity
SLN (Kakkar et al., 2011)	Curcumin	Polysorbate 80, Soy Lecithin	Microemulsion	134.6 nm	Improvement of oral bioavailability and prolonged release
SLN (Sawant et al., 2008)	Cyclosporin A	Glyceryl Monostearate, Glyceryl Palmitostearate	Melt-homogenization using a high-pressure homogenizer	131nm and 158 nm	Controlled release
SLN (Müller et al., 2006)	Cyclosporine A	Imwitor, Tagat, sodium cholate	HPH	157 nm, 962 nm	Low variation in bioavailability and avoidance of the huge initial plasma concentration
SLN (Müller et al., 2008)	Cyclosporine A	Imwitor 900, Tagat S, sodium cholate	Hot HPH	157	Improved bioavailability, less variation in plasma concentration
NLC (Štecová et al., 2007)	Cyproterone acetate	Precirol, Oleic acid, Miglyol, poloxamer 188,	HPH	200-250	CPA incorporation in the NLC resulted in a 2–3 fold increase in CPA absorption.
SLN (Chen et al., 2008)	Dexamethasone	Compritol 888 ATO	Hot dispersion-ultrasonic technique	106.8 nm	Drug delivery topical use
SLN (Abdelbary and Fahmy, 2009)	Diazepam	Compritol ATO 888, Imwitor 900 K	Modified high-shear homogenization and ultrasound techniques	less than 500 nm	Prolonged release
NLC (Zhang et al., 2010)	Dihydroartemisnin	GMS/Miglyol 812	Solvent diffusion method	198±4.7nm	biphasic drug release pattern with burst release at the initial stage and sustained release subsequently
NLC (Liu et al., 2011)	Docetaxel	GMS, Soyabean lecithin, Stearic acid, Oleic acid, Pluronic F68	Ultrasonification dispersion	193.47 ± 5.69	Sustained and continuous release pattern
NLC	Domperidone	Dynasan 114, Cetyl	HPH	32.23	Fairly spherical shaped, a stable

Type (Reference)	Drug	Lipid/Components	Method	Size	Outcome
(Thatipamula *et al.*, 2011)		Resinoleate, Soy Phosphatidylcholine, Tween 80			particle with controlled release.
SLN (Kang *et al.*, 2010)	Doxorubicin	Glyceryl caprate	Solvent emulsification -diffusion method	199 nm	Enhanced apoptotic death
NLC (Zhang *et al.*, 2011)	Etoposide	GMS/soyabean oil	Emulsification and low temperature solidification	125.9– 91.2 nm	Increased oral bioavailability and high cytotoxicity against human epithelial- like lung carcinoma cells.
SLN (Hanafy *et al.*, 2007)	Fenofibrate	Vitamin E TPGS, Vitamin E 6100	Hot HPH	58	Improved oral bioavailability
NLC (Gupta and Vyas, 2012)	Fluconazole	Compritol 888 ATO (CA)/ Oleic Acid	Solvent diffusion method	178 and 134 nm	Good targeting effect along with sustained release and localized effect
NLC (Gonzalez -Mira *et al.*, 2010)	Flurbiprofen (FB)	Compritol 888 ATO, SA, Miglyol 812, Castor Oil.	HPH	179.7_3. 102	highly effective, a non-irritant carrier for topical administration of FB and improved drug permeation
NLC (Liu *et al.*, 2011)	Flurbiprofen	Compritol ATO 888, Miglyol 812, Gelucire 44/14, Solutol HS Tween 80 Glycerol	Probe ultrasonicator	55.4	Longer retention time due to mucoadhesive nature and improved penetration rate .
NLC (Doktorová *et al.*, 2010)	Fluticasone	Precirol ATO 5/labrasol	Modified microemulsion Method	Between 380 and 408 nm	Improved the stability and loading capacity of the drug.
NLC (Doktorová *et al.*, 2010)	Fluticasone propionate	Precirol ATO5, Labrasol, Tween80, Soyabean lecithin	Microemulsion technique	316–408	Particle size less than 1μm maintained over 60 days, and high EE was achieved.
SLN (Hu *et al.*, 2004a)	Gonadotropin release hormone	Monostearin, Monoglyceride , chain	Novel solvent diffusion method	421.7 nm	Prolonged release
SLN (Jensen *et al.*, 2010)	Hydrocortisone	Length of the fatty acid moiety	Hot high pressure homogenization	151 ± 4.2 to 461 ± 9.2nm,	Improved the stability and release properties of the drug
SLN (Potta *et al.*, 2011)	Ibuprofen	Stearic Acid, Triluarin, Tripalmitin	Solvent-free high-pressure homogenization (HPH)	175–189 nm	Stable formulation and negligible cell cytotoxicity

SLN (Zara *et al.*, 2002)	Idarubicin	Stearic acid, Epikuron 200, sodium taurocholate	Microemulsion	80±10	Improved BA, modifies the PK and tissue distribution
SLN (Ma *et al.*, 2009)	Idarubicin	Emulsifying wax, Stearic acid, octadecy alcohol, cetyl palmitate.	Microemulsion	less than or around 100 nm	Potential to deliver anticancer drugs
NLC (Ricci *et al.*, 2005)	Indomethacinc	Compritol®88 8ATO5, Miglyol®ATO 5, Lutrol®F68, Xanthum gum, Carbopol®934 P	Ultrasonication	44.7–191.8	High encapsulation efficiency and delayed and sustained release properties of the drug
SLN (Zhang *et al.*, 2006)	Insulin	Stearic acid, WGA-N-glut-PE, Poloxamer 188, Soyalecithin	Ultrasonication	58-60	Improved stability
SLN (Yang *et al.*, 2011)	Insulin	Glyceryl Monostearate, Glyceryl Palmitostearate, Glyceryl Tripalmitate, Glyceryl Behenate	Double emulsion method	216.8 ± 30.9 nm	Promising for oral delivery of proteins
SLN (Sarmento *et al.*, 2007)	Insulin	Cetyl Palmitate, Poloxamer 407	Emulsion solvent diffusion	320 ± 26 nm and 361 ± 30 nm	Improvement of oral bioavailability
NLC (Pardeike *et al.*, 2011)	Itraconazolc	GMS, Precirol/Oleic Acid, Miglyol	Hot high-pressure Homogenisation	177nm	Stable NLCs were prepared which retained their properties during nebulisation for pulmonary delivery.
NLC (Cirri *et al.*, 2012)	Ketoprofen	Compritol®88 8 ATO, Labrafac lipophile, Lutrol® F68, Xanthum gum	Ultrasonication	494 ± 47	Improvement in the dissolution and skin permeation properties.
SLN (Kheradm andnia *et al.*, 2010)	Ketoprofen	Mixture of beeswax and carnauba wax	Microemulsion technique	75 ± 4 nm to 250 ± 9.38 nm	Faster drug release
NLC (Cirri *et al.*, 2012)	Ketoprofen	Compritol 888 ATO/	Nanoemulsification and ultrasonication	300 to 500 nm	Improvement in both the dissolution and the

		Labrafac Lipophile			skin permeation properties of drug
NLC (Pathak and Nagarsenk er, 2009b)	Lidocaine	Compritol ®88 8ATO, Precirol ®ATO 5, Miglyol ®812,T 80	Ultrasound dispersion	72.1	Long duration of deep local anaesthesia in guinea pig.
NLC (Pathak and Nagarsenk er, 2009a)	Lidocaine	Compritol 888 ATO/Miglyol 810	Ultrasound dispersion method	78.1 nm	Long duration of local anaesthesia in guinea pigs.
SLN (Alex *et al.*, 2011)	Lopinavir	Compritol 888 ATO, Pluronic F 127	Hot homogenizatio n-ultrasonication	230	Avoid first-pass metabolism
SLN (Suresh *et al.*, 2007)	Lovastatin	Triglyceride, Phosphatidylch oline 95%, poloxamer 188	Hot homogenizatio n-ultrasonication	60-119	Avoid first-pass metabolism and improved bioavailability
NLC (Chen *et al.*, 2010)	Lovastatin	Squalene, Pluronic F68, Precirol, ATO5, Myverol 18-04k, Soyabean phosphatidyl choline.	Probe sonicator	180–290	Controlled release of drug
NLC (Taratula *et al.*, 2013)	Lutein	Precirol ATO 5	Nano emulsification and ultrasonication	110± 20nm	Lutein loaded NLC showed no release in simulated gastric fluid and slow release of lutein in simulated intestinal fluid.
NLC (Liu and Wu, 2010)	Lutin	Precirol ATO5, Myverol 18-04k, ControlN2F-SB, T20, T80, Span 60 Pluronic F68, Lauric, Palmitic, Myristic, Stearic acid	Ultrasonic Emulsification	134 ± 8	Lutein loaded NLC showed no release in simulated gastric fluid and slow release of lutein in simulated intestinal fluid.
SLN (Rao, 2008)	Lysozyme/ peptides/va ccine	Witepsol E85, Softisan 142, cetyl alcohol, Poloxamer 182	Cold homogenizatio n	540-660	Improved stability, permeability and retention of integrity and activity

SLN (Paliwal *et al.*, 2009)	Methotrexate	Stearic acid, Monostearin, Tristearin, Compritol 888 ATO, L-a-soya lecithin	Solvent diffusion method	120-167	Improved oral bioavailability, enhancement of GI absorption and lymphatic transport
SLN (Liu *et al.*, 2010b)	N3-O-toluyl-**fluorouracil**	ATO888, Soya Lecithin, Tfu	Film dispersion–ultrasonication	178.8 ± 9.99 nm	Enhancement of GI absorption and improvement of oral bioavailability
SLN (Liu *et al.*, 2010a)	N3-O-toluyl-**fluorouracil**	Lecithin, Compritol 888, And Tfu	Film dispersion–ultrasonication	150~200 nm	Improvement of intestinal transport
NLC (Kuo and Chung, 2011)	Nevirapine	Steric Acid (SA), Oleic Acid (OA), Compritol 888 ATO Tween 80	Microemulsion	159.6	Uniform distribution of the particles and accelerated the release of effective formulations in the delivery of drug for viral therapy.
SLN (Alex *et al.*, 2011)	Nimesulide	Palmitostearate, Glyceryl Tristearate	Hot homogenization process	230.4 ±5.6 nm	Sustained drug release
SLN (Manjunath and Venkateswarlu, 2006)	Nitrendipine	Triglyceride, Phosphatidylcholine 95%, Poloxamer 188	Hot homogenization-ultrasonication method	102-123	Improved bioavailability
SLN (Kumar *et al.*, 2007)	Nitrendipine	Tripalmitin, Glyceryl Monostearate, Cetyl Palmitate	Hot homogenization–ultrasonication	110.6–115.4 nm, 116.4–122.3 nm, 132.6–137.4 nm	Improvement of oral bioavailability and **reduction of first**-pass metabolism
SLN (Yuan *et al.*, 2007a)	Octa decylamine - fluorescein isothiocyanae	Stearic acid, Polyethylene glycol monostearate	Solvent diffusion method	202.7±40 25	Improved bioavailability (30 %)
NLC (Jia *et al.*, 2010)	Oridonon	GMS/Medium chain triglyceride(MCT)	Low temperature solidifi cation	232.1 nm	Prolonged drug release
SLN (Yuan *et al.*, 2007a)	Otcadecyla mine	Stearic acid, Poloxamer 188, Otcadecylamine, Polyethylene e,	Solvent diffusion	202.7 ±4.25 nm	Enhancement of GI absorption, ymphatic transport and prolonged release

Type (Reference)	Drug	Lipid/Surfactant	Method	Particle Size	Outcome
		glycol monostearate			
NLC (Sanad *et al.*, 2010)	Oxybenzone	GMS, Miglyol 812, Oleic acid, PVA, Carbopol K934 P	Solvent diffusion	327 ± 30 to 797 ± 100	Enhanced the sunscreen efficacy to about six fold while reducing its side effects.
NLC (Sanad *et al.*, 2010)	Oxybenzone	GMS/Miglyol	Solvent diffusion method	0.528 to 0.641	increased the in vitro sun protection factor and erythemal UVA protection factor of oxybenzone more than 6- and 8-folds, respectively, with fewer side effects
SLN (Varshosaz *et al.*, 2010a)	Pentoxifylline	Pluronic F-68, Soy Lecithin, Stearic Acid, Cetyl Alcohol, Tween 20,	Homogenization followed by the ultrasonication	255 nm and 4 µm	Improvement of oral bioavailability and **reduction of first-**pass metabolism
SLN (Xie *et al.*, 2010)	Praziquantel	Hydrogenated castor oil, Poly vinyl alcohol,	Hot homogenization and ultrasonication	344.0 ± 15.1 nm,	Improvement of bioavailability and prolonged systemic circulation
NLC (Yuan *et al.*, 2007b)	Progesterone	Monostearin, Stearic Acid, Oleic Acid	Melt-**emulsification** technique	321.7nm to 485.5 nm	Potential drug delivery system for oral administration
NLC (Fang *et al.*, 2008)	Psoralens	Precirol/Squalene	High-pressure homogenisation	~ 300 and 200nm	Enhanced permeation and controlled release of the drug
SLN (Luo *et al.*, 2011)	Puerarin	Monostearin Soya lecithin, Poloxamer188	Solvent injection method	160	Improved bioavailability
SLN (Li *et al.*, 2009)	Quercetin	Glyceryl monostearate, Soya lecithin, Tween-80 and PEG 400	Emulsification -solidification	155.3±22.1	Improved bioavailability
NLC (Chen-yu *et al.*, 2012)	Quercetin	GMS/MCT	Emulsion evaporation solidification	215.2 nm	Increased drug retention in epidermis and enhanced the therapeutic effect.
SLN (Rawat *et al.*, 2011)	Repaglinide	Glycerol Monostearate , Tristearin	Modified solvent injection Method	175 to 350 nm	Well tolerated toxicity level
NLC (Gokce *et al.*, 2012)	Resveratrol	Compritol 888 ATO/Miglyol	High shear homogenisation	287.2 nm ± 5.1 and 110.5 nm ± 1.3,	The drug loaded NLCs with smaller particle size and high drug loading showed greater antioxidant activity as compared to SLNs.

Type	Drug	Lipid/Surfactant	Method	Size	Outcome
SLN (Pandey *et al.*, 2005)	Rifampicin, Isoniazid and Pyrazinamide	Stearic Acid, Polyvinyl Alcohol	Emulsion-solvent diffusion	70-100	Improved bioavailability, stability and reducing dosing frequency
NLC (Nam *et al.*, 2011)	Tacrolimus	GMS/Oleic Acid	Hot sonication and homogenisation method	123.4 ± 0.3 nm	Penetration rate is 1.64 times increased than the commercial tacrolimus ointment, Protopic ®
SLN (Cavalli *et al.*, 2003)	Tobramycin	Stearic acid Epikuron 200, Sodium taurocholate	Microemulsion	116	Improved bioavailability, sustained drug release and lymphatic targeting
NLC (Souza *et al.*, 2011)	Topotecan	Stearic Acid/Oleic Acid	Micro-emulsification Technique	108 to 168 nm	Sustained release, improved chemical stability and cytotoxicity.
NLC (Araújo *et al.*, 2011)	Triamcinolone acetonide	Precirol ATO 5/Squalene	High pressure homogenisation	173.30 ± 0.32	Improved stability
SLN (Mei *et al.*, 2005)	Triptolide	Tristearin Glyceride, Poloxamine 908, Soybean Lecithin	Probe soniation	116.1 nm	Increase bioavailability, controlled release and decrease toxicity with protective effect
SLN (Luo *et al.*, 2006)	Vinpocetine	Glyceryl monostearate, Soya lecithin, Tween80, Polyoxyethylene hydrogenated castor oil	Ultrasonic-solvent emulsification	70 to 200 nm	Improved oral BA by increased saturated solubility and reduced metabolism

4.1. Abordagens de alta energia

4.1.1. Técnica de homogeneização a alta pressão (HPH)

A HPH é uma técnica fiável, bem estabelecida e poderosa para a produção em grande escala. A HPH tem sido utilizada há anos para a produção de nanoemulsões para nutrição parentérica (Lippacher et al., 2000, Mehnert e Mader, 2001). Recentemente, tem sido aplicada para a produção de SLN e NLC e representa o principal método estabelecido para estas nanopartículas (Battaglia e Gallarate, 2012). Nesta técnica, os homogeneizadores de alta pressão empurram um líquido a alta pressão (100-2000 bar) através de uma fenda de tamanho micrónico: ao aplicar alta pressão, o líquido acelera a alta velocidade (mais de 1000 km/h), e a tensão de cisalhamento resultante e as forças de cavitação quebram as partículas aceleradas para tamanho submicrónico (Mehnert e Mader, 2001). Pode ser efectuada a uma temperatura elevada (homogeneização a quente) ou abaixo da temperatura ambiente (homogeneização a frio) (Schwarz et al., 1994). Em ambos os casos, o fármaco é dissolvido ou disperso no lípido fundido a aproximadamente 5-10°C acima do seu ponto de fusão (direitos reservados por Mrs e Gupta, Emeje et al., 2012).

Mecanismo de formação de partículas

- Cisalhamento mecânico elevado devido a fortes remoinhos turbulentos
- Diminuição da pressão nas válvulas dos homogeneizadores
- Fortes forças de cavitação

4.1.2. Técnica de homogeneização a quente

No método de homogeneização a quente, o procedimento é realizado a temperaturas acima da temperatura de fusão do lípido (Svilenov e Tzachev, 2014) (Fig. 3a). Aqui, o lípido e o fármaco são fundidos e combinados com um tensioativo aquoso à mesma temperatura. Ao utilizar o dispositivo de elevado cisalhamento, forma-se uma pré-emulsão quente. Normalmente, é utilizado um homogeneizador de pistão ou um homogeneizador de jato para homogeneizar a pré-emulsão e produzir uma emulsão coloidal quente. As gotículas da emulsão coloidal quente são recristalizadas por arrefecimento da emulsão até à temperatura ambiente, de modo a gerar SLNs/NLCs. Nalguns casos excepcionais, pode ser necessário um tratamento térmico específico das emulsões, como o arrefecimento a condições de refrigeração ou mesmo a temperaturas negativas (Bunjes et al., 1996, Lim e Kim, 2002, Schwarz e Mehnert, 1997, Unruh et al., 2001).

A qualidade da pré-emulsão afecta em grande medida a qualidade do produto final, sendo necessário obter gotículas com um tamanho de alguns micrómetros (Waghmare et al., 2013). Em geral, obtém-se um tamanho de partícula menor com temperaturas mais elevadas devido à diminuição da viscosidade da fase interna (Lander et al., 2000). No entanto, as temperaturas elevadas podem também aumentar a taxa de degradação do fármaco e do veículo. Na maioria dos casos, a etapa de homogeneização pode ser repetida várias vezes. Deve ter-se sempre em conta que a homogeneização a alta pressão aumenta a temperatura da amostra (aproximadamente 108C para 500 bar (Mehnert e Mader, 2001, Benita e Bohm, 1998). Na maioria dos casos, 3-5 ciclos de homogeneização a 500-1500 bar são suficientes. O aumento do número de ciclos ou da pressão de homogeneização resulta frequentemente num aumento do tamanho das partículas (Waghmare et al., 2013) devido à coalescência de partículas que ocorre como resultado da elevada energia cinética das partículas (Benita e Bohm, 1998, Mehnert e Mader, 2001). Em seguida, a nanoemulsão obtida é arrefecida até à temperatura ambiente, onde o lípido recristaliza e leva à formação de nanopartículas (zur Muhlen et al., 1998).

4.1.3. Técnica de homogeneização a frio

A homogeneização a frio foi desenvolvida para ultrapassar os problemas da técnica de homogeneização a quente (Jaiswal et al., 2016), tais como a) degradação do fármaco induzida pela temperatura, b) distribuição do fármaco na fase aquosa durante a homogeneização, c) complexidade da etapa de cristalização da nanoemulsão que conduz a várias modificações e/ou derretimentos super-resfriados (Mehnert e Mader, 2001).

Na HPH a frio, à semelhança da homogeneização a quente, o lípido sólido é aquecido e as moléculas de fármaco são incorporadas na matriz através da sua dissolução ou dispersão no lípido fundido (Fig. 3b). O lípido fundido contendo o fármaco é rapidamente solidificado por arrefecimento com gelo seco ou azoto líquido. O arrefecimento rápido favorece a distribuição homogénea do fármaco no material lipídico. O sólido é então triturado até se tornar um pó fino por moagem em micropartículas. As micropartículas são subsequentemente dispersas numa solução aquosa fria de surfactante. A dispersão é sujeita a homogeneização a alta pressão para gerar SLNs. A homogeneização a frio envolve a homogeneização de lípidos sólidos, por oposição à fusão de lípidos na homogeneização a quente. Esta dispersão de lípidos sólidos requer um elevado consumo de energia que, por sua vez, exige condições de homogeneização rigorosas. Assim, a própria homogeneização é mais eficaz no caso da homogeneização a quente, e as partículas mais pequenas, que são o resultado mais monodisperso (Mader et al., 2004).

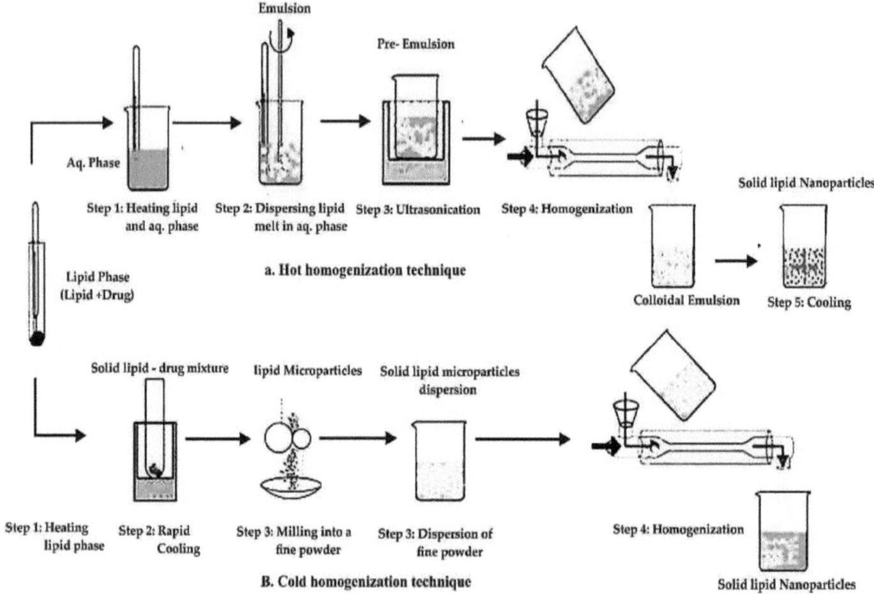

Fig. 3. Técnica de homogeneização. a). Técnica de homogeneização a quente b). Técnica de homogeneização a frio

4.1.4. Homogeneização de alto cisalhamento e/ou técnica de ultra-sons

A homogeneização de alto cisalhamento e a ultra-sons são técnicas de dispersão (Fig. 4). As dispersões de nanopartículas lipídicas são obtidas através da dispersão do lípido fundido na fase aquosa quente contendo tensioactivos por homogeneização de alto cisalhamento seguida de ultra-sons. Este método envolve essencialmente o aquecimento de um lípido sólido a cerca de 5-10 °C acima do seu ponto de fusão. O lípido fundido é disperso numa solução aquosa de tensioativo à mesma temperatura sob agitação a alta velocidade para formar uma emulsão. A sonicação subsequente reduz o tamanho das gotículas da emulsão. O arrefecimento gradual da emulsão quente abaixo da temperatura de cristalização do lípido produz uma dispersão de nanopartículas lipídicas. As dispersões concentradas de nanopartículas lipídicas podem ser obtidas por ultracentrifugação (Shah et al., 2015).

Mecanismo de formação de partículas

- Cisalhamento entre partículas adjacentes Formação, crescimento e colapso implosivo de bolhas devido

a forças de cavitação

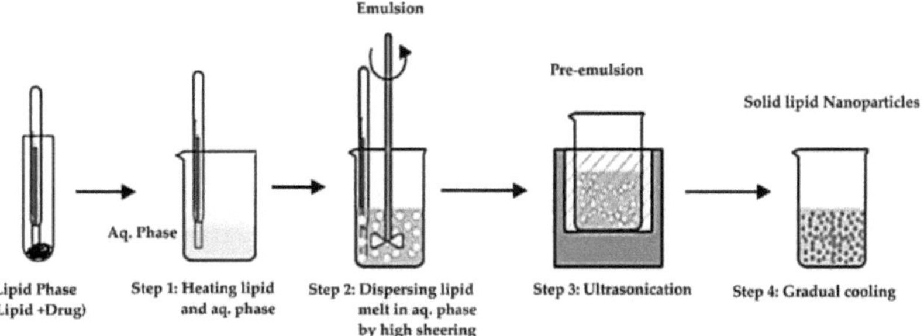

Fig. 4. Homogeneização de alto cisalhamento / Técnica de ultra-sons

4.2. Abordagens de baixa energia

4.2.1. Técnica de microemulsão

A formação de microemulsões é utilizada como etapa na produção de SLN e NLC desde o início dos anos 90 (Gasco, 1993). Neste método, a microemulsão é formada espontaneamente devido à elevada relação tensioactivos/lípidos (Fig. 5). As proporções dos excipientes são essenciais e, na maioria dos casos, são utilizados diagramas pseudo-ternários para estudar e descrever as zonas de formação da microemulsão. Este método é simples e é efectuado em várias etapas comuns. Inicialmente, os lípidos são fundidos e misturados com uma solução quente de surfactante. É aplicada uma agitação suave até se formar a microemulsão. Na segunda fase, a microemulsão quente é dispersa num grande volume de água fria (2-3°C) sob agitação moderada. Isto provoca a solidificação das gotículas de líquido. As SLN ou NLC obtidas por esta técnica têm uma forma esférica e uma distribuição de tamanho estreita. No entanto, o método apresenta vários inconvenientes - a dispersão final é muito diluída (variando entre 1:25 e 1:50 em relação à emulsão quente). Isto pode exigir uma concentração adicional por ultrafiltração, liofilização ou outros métodos. A elevada concentração de tensioactivos/co-surfactantes utilizados é outra grande desvantagem desta técnica (Gasco, 1993, Svilenov e Tzachev, 2014).

Mecanismo de formação de partículas

- Cristalização de lípidos devido à rápida solidificação da microemulsão

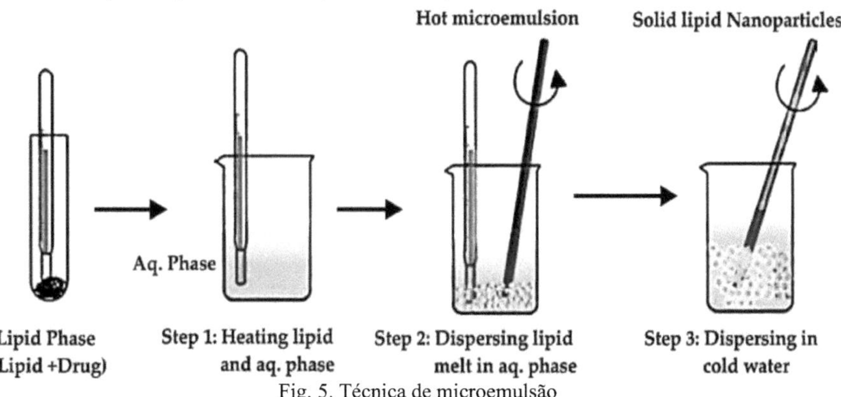

Fig. 5. Técnica de microemulsão

4.2.2. Técnica do contactor de membrana

Este método utiliza um módulo de membrana cilíndrico: uma fase aquosa contendo um tensioativo circula no canal interno da membrana e o lípido fundido é pressionado através dos poros da membrana para o fluxo interno de água, permitindo a formação de pequenas gotículas que são arrastadas pela fase aquosa; a água é mantida à temperatura de fusão do lípido. Os SLNs/NLCs são então formados por arrefecimento da preparação até à temperatura ambiente (Charcosset et al., 2005) (Fig. 6). O método é escalável e o tamanho das partículas pode ser ajustado utilizando membranas com um tamanho de poro diferente (Svilenov e Tzachev, 2014).

Mecanismo de formação de partículas

- A fase lipídica/óleo infiltra-se através dos poros da membrana na fase aquosa que flui tangencialmente para formar gotículas
- As gotículas de óleo cristalizam para formar nanopartículas lipídicas

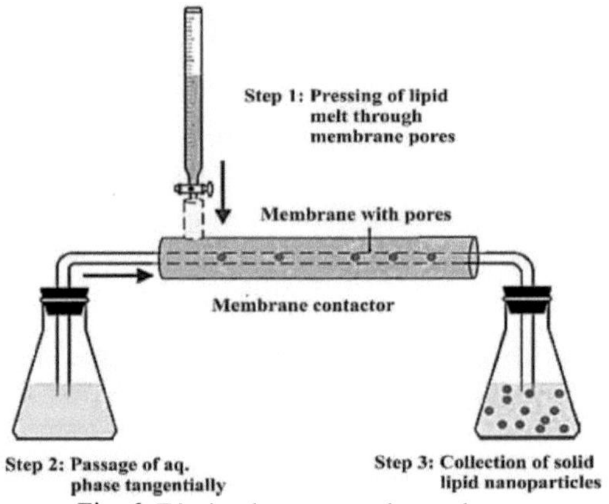

Fig. 6. Técnica do contactor de membrana

4.2.3 Técnica da temperatura de inversão de fase (PIT)

A transformação de uma emulsão do tipo o/w numa emulsão do tipo w/o é designada por "inversão de fase", pode ser induzida pela alteração da temperatura e a temperatura a que ocorre a inversão é designada por PIT (Shah et al., 2015). Esta técnica depende principalmente da alteração das propriedades dos tensioactivos polioxietilados a diferentes temperaturas (Fig. 7). O valor do equilíbrio hidrofílico-lipofílico (HLB) dos tensioactivos definido por Griffin é válido a 25°C. A esta temperatura, as partes hidrofílicas dos compostos tensioactivos são hidratadas até um certo ponto. Além disso, a desidratação dos grupos etoxi ocorre aquando de um aumento da temperatura. Assim, a lipofilicidade das moléculas dos compostos tensioactivos aumenta com a diminuição do valor HLB. Num determinado ponto, a afinidade dos compostos tensioactivos com a fase aquosa e com a fase lipídica é igual - esta temperatura é designada por temperatura de inversão de fase. Este estado particulado é caracterizado por uma tensão superficial muito baixa e pela presença de estruturas complexas no sistema. Se a temperatura for aumentada, a afinidade dos compostos tensioactivos com a fase lipídica torna-se suficientemente elevada para estabilizar as emulsões do tipo W/O.

Se for arrefecido, o sistema passa pelo processo inverso. Devido às propriedades específicas do sistema em torno do PIT, partículas muito pequenas são formadas espontaneamente logo abaixo dessa temperatura. Se for aplicado um arrefecimento rápido neste ponto, podem ser obtidas partículas estáveis com um tamanho e uma polidispersão desejáveis (Izquierdo et al., 2002). Neste método, o lípido, o fármaco, a água e o tensioativo são misturados sob agitação magnética, são efectuados três ciclos de aquecimento e arrefecimento, sendo depois diluídos com água fria, o que provoca a inversão de fase da emulsão e a sua quebra, resultando em SLNs/NLCs

Mecanismo de formação de partículas

- Inversão espontânea de emulsão o/w para emulsão w/o devido a tratamento térmico (ciclos subsequentes de aquecimento e arrefecimento)
- Cristalização de lípidos em resultado da rutura da emulsão devido a choque irreversível induzido por arrefecimento rápido

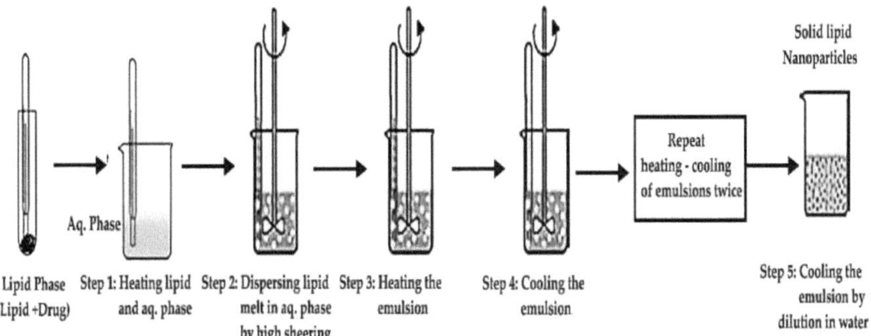

Fig. 7. Técnica da temperatura de inversão de fase (PIT)

4.2.4. Técnica de coacervação

As nanopartículas lipídicas são produzidas por acidificação de uma solução micelar de sais alcalinos de ácidos gordos (Battaglia et al., 2010, Bianco et al., 2010, Chirio et al., 2011, Gallarate et al., 2010) (Fig. 8). Antes da preparação das nanopartículas lipídicas, é preparada uma solução de reserva do estabilizador polimérico por aquecimento em água quente. Um sal de sódio do ácido gordo é homogeneamente disperso na solução de reserva do estabilizador polimérico e a solução é aquecida acima do ponto de Krafft do sal de sódio do ácido gordo (Battaglia et al., 2014), sob agitação constante, para obter uma solução "límpida".

O fármaco (solubilizado em etanol) é posteriormente adicionado à solução límpida, com agitação constante, até se obter uma fase única. A adição gradual de uma solução de coacervação (ou a acidificação da solução) a esta mistura dá origem a uma suspensão. O arrefecimento posterior da suspensão num banho de água, sob agitação constante, produz nanopartículas carregadas com fármacos que estão bem dispersas (Shah et al., 2015, Battaglia et al., 2010,).

Mecanismo de formação de partículas

- A diminuição do pH de uma solução micelar de sais alcalinos de ácidos gordos por acidificação (solução de coacervação) na presença de um estabilizador polimérico provoca a troca de protões e a precipitação de lípidos (coacervação)

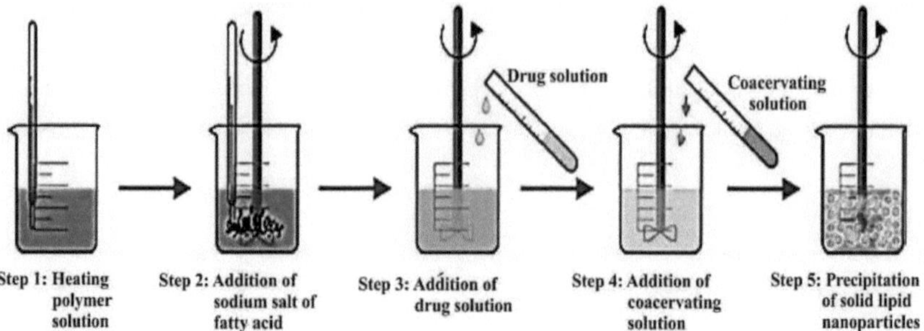

Fig. 8. Técnica de coacervação

4.2.5. Técnica de dupla emulsão

A técnica de emulsão dupla na preparação de SLN e NLC é adequada para ingredientes farmacêuticos ativos hidrofílicos e peptídeos (Svilenov e Tzachev, 2014). Neste método, uma solução aquosa do fármaco é emulsionada numa mistura lipídica fundida para formar uma emulsão W/O primária estabilizada com excipientes adequados (Fig. 9).

A emulsão W/O primária é dispersa numa solução aquosa de emulsionante hidrofílico para formar uma emulsão W/O/W dupla. Em seguida, a emulsão dupla é agitada e isolada por filtração. Com esta técnica, obtêm-se partículas relativamente grandes, mas, para além da incorporação de moléculas hidrofílicas, oferece a possibilidade de modificação da superfície, por exemplo, com PEGs.

Mecanismo de formação de partículas

- Cristalização de lípidos devido à solidificação da emulsão

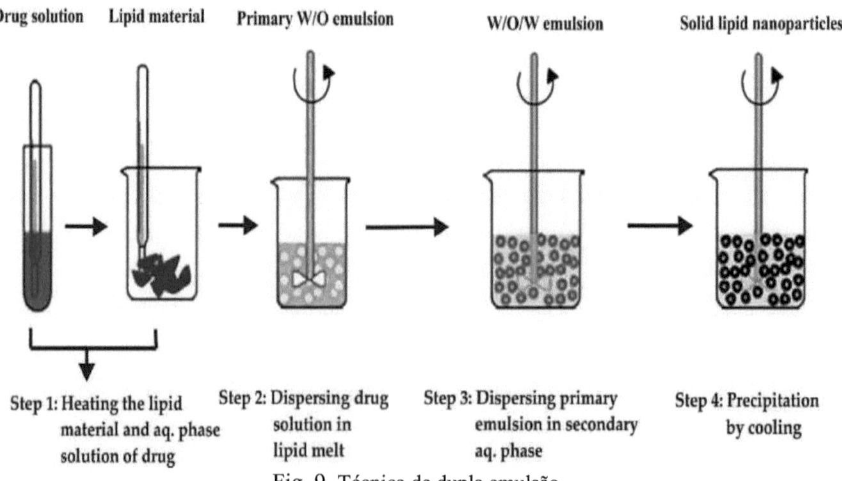

Fig. 9. Técnica de dupla emulsão

4.2.6. Técnica de arrefecimento de microemulsões

Recentemente, Mumper e Jay (Koziara et al., 2004; Koziara et al., 2005; Mumper et al., 2006) patentearam um método baseado numa microemulsão para a preparação de SLN. Este método envolve a preparação de uma microemulsão o/w em que uma cera emulsionante é derretida a 37-55°C e adicionada água que é aquecida à mesma temperatura com agitação mínima de modo a formar uma pasta leitosa homogénea.

Além disso, após a adição de quantidades especificadas de um tensioativo polimérico farmaceuticamente aceitável adequado em água, é produzida uma microemulsão o/w estável e clara sob a forma de uma matriz líquida. Esta microemulsão o/w é posteriormente arrefecida à temperatura ambiente ou a 4°C, de modo a precipitar o SLN. Este método é reprodutível, simples e fácil de ampliar. Além disso, todos os ingredientes utilizados são biocompatíveis; não são utilizados solventes orgânicos no método de preparação.

4.3. Abordagens com solventes orgânicos

4.3.1. Técnica de evaporação de solventes por emulsificação (Pedersen et al., 2006)

Esta técnica implica três etapas de preparação. Tais como

(i)   Preparação da fase orgânica: o material lipofílico é primeiramente dissolvido num volume adequado de solvente orgânico por agitação magnética.

(ii)   Etapa de pré-emulsificação: a fase orgânica   contendo lípidos é dispersa num volume adequado de uma solução aquosa utilizando um homogeneizador de alta velocidade, a fim de formar uma pré-emulsão grosseira.

(iii)   Fase de nanoemulsificação: a pré-emulsão grosseira resultante é imediatamente passada por um homogeneizador de alta pressão a uma pressão de funcionamento para obter uma nanodispersão.

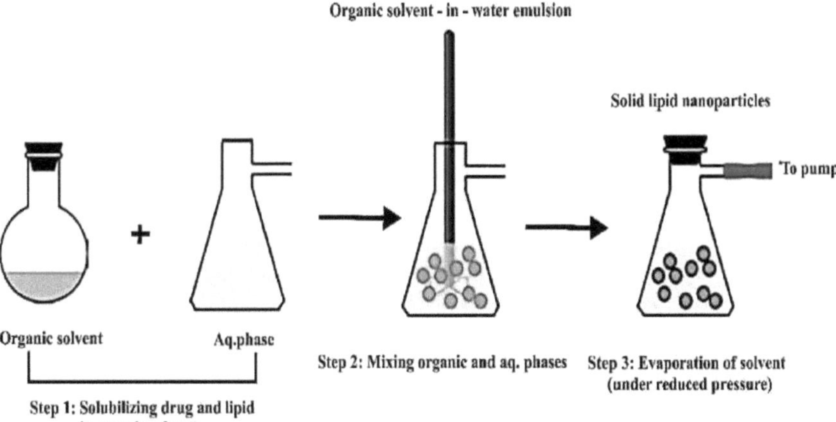

Fig. 10. Técnica de emulsificação-evaporação de solventes

A nanodispersão obtida é então mantida no agitador magnético durante a noite, por vezes numa hotte para expulsar o solvente orgânico. Após a evaporação do solvente, a nanodispersão é formada pela precipitação de material lipídico no meio aquoso. A nanodispersão solidificada é então filtrada através de um filtro de vidro sinterizado para remover os aglomerados de lípidos e de fármacos (Fig. 10). As nanopartículas obtidas por este método são pequenas, monodispersas e com elevada eficiência de encapsulamento. O processo pode ser automatizado e ampliado para a produção de uma grande quantidade de nanopartículas (Jaiswal et al., 2004).

Mecanismo de formação de partículas

(iv) Cristalização de lípidos devido à evaporação do solvente num anti-solvente

4.3.2. Técnica de difusão em solvente por emulsificação

São utilizados solventes parcialmente miscíveis em água para solubilizar os lípidos sólidos. Vários solventes parcialmente solúveis em água, como o álcool benzílico, o lactato de butilo, o ácido isobutírico, o ácido isovalérico e o tetra-hidrofurano, foram utilizados na preparação de nanopartículas lipídicas (Battaglia et al., 2007, Shahgaldian et al., 2003a, Shahgaldian et al., 2003b, Shahgaldian et al., 2003c). Para garantir o equilíbrio termodinâmico inicial, os solventes orgânicos são saturados com água. A emulsão transiente de óleo em água é passada para água sob agitação contínua, o que leva à solidificação da fase dispersa formando nanopartículas lipídicas devido à difusão do solvente orgânico. As proporções típicas de emulsão: água são 1:5 ou 1:10 (Shah et al., 2015) (Fig. 11).

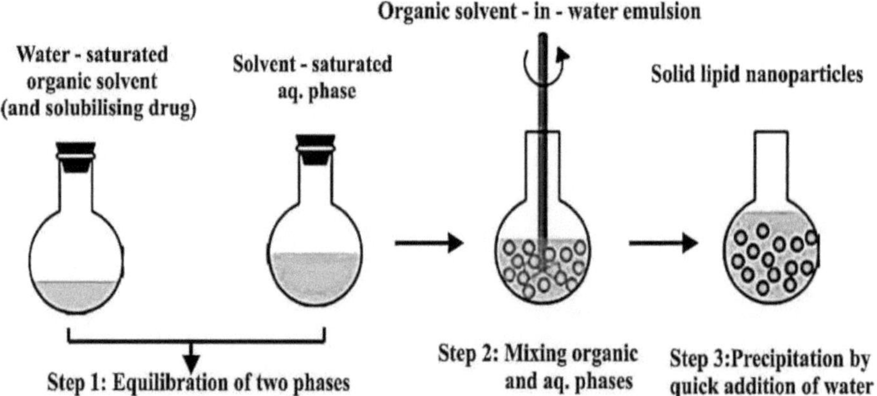

Fig. 11. Técnica de difusão do solvente de emulsificação

Mecanismo de formação de partículas:

- Cristalização dos lípidos devido à difusão do solvente da fase orgânica interna para a fase aquosa externa

4.3.3. Técnica de injeção de solvente

O princípio básico do método de injeção de solvente é semelhante ao do método de difusão de solvente. No caso do método de injeção de solvente, os lípidos são dissolvidos num solvente miscível com água (por exemplo, acetona, isopropanol e metanol) ou numa mistura de solventes miscíveis com água e rapidamente injectados numa solução aquosa de tensioactivos através de uma agulha de injeção (Schubert e Muller-Goymann, 2003) (Fig. 12). Dois efeitos simultâneos contribuem para a formação efectiva de SLNs/NLCs:

1. A difusão gradual do solvente das gotículas de lípidos-solvente para a água provoca a redução do tamanho das gotículas e aumenta simultaneamente a concentração de lípidos

2. Neste processo, o tamanho das partículas de SLNs/NLCs pode ser influenciado e controlado pela variação dos parâmetros do processo, tais como o solvente injetado, a concentração de lípidos, o volume de solvente injetado, a concentração de lípidos na fase solvente e a viscosidade da fase aquosa (Schubert e Muller-Goymann, 2003).

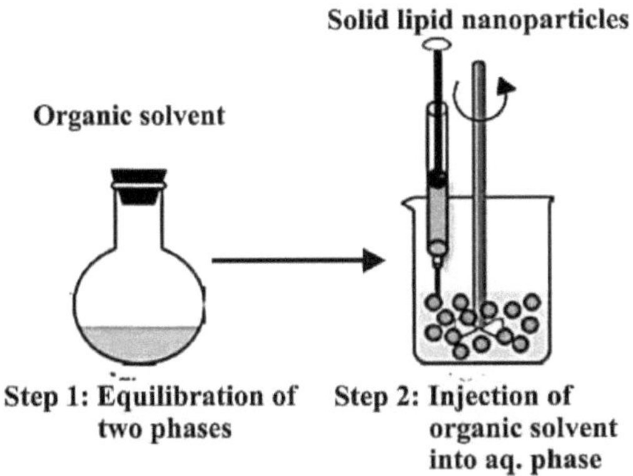

Fig. 12. Técnica de injeção de solvente

Mecanismo de formação de partículas:

3. Cristalização dos lípidos devido à rápida difusão do solvente da fase orgânica interna para a fase aquosa externa.

4.3.4. Técnica de fluido supercrítico (SCF)

O processo de preparação de nanopartículas lipídicas a partir de emulsões utilizando a tecnologia SCF é designado por "extração de emulsões com fluido supercrítico" (SFEE) (Chattopadhyay et al., 2006, Chattopadhyay et al., 2007).

A solução orgânica é preparada através da solubilização do material lipídico e do fármaco num solvente orgânico, como o clorofórmio, com a adição de um tensioativo adequado. A solução orgânica é dispersa numa solução aquosa (que pode conter um co-surfactante) e a mistura é subsequentemente passada através de um homogeneizador de alta pressão para formar uma emulsão o/w. A emulsão o/w é introduzida a partir de uma extremidade da coluna de extração (normalmente o topo) a um caudal constante e o fluido supercrítico (mantido a temperatura e pressão constantes) é introduzido em contracorrente a um caudal constante. As dispersões de nanopartículas lipídicas são formuladas por extração contínua de solvente das emulsões o/w (Shah et al., 2015, Svilenov e Tzachev, 2014) (Fig. 13).

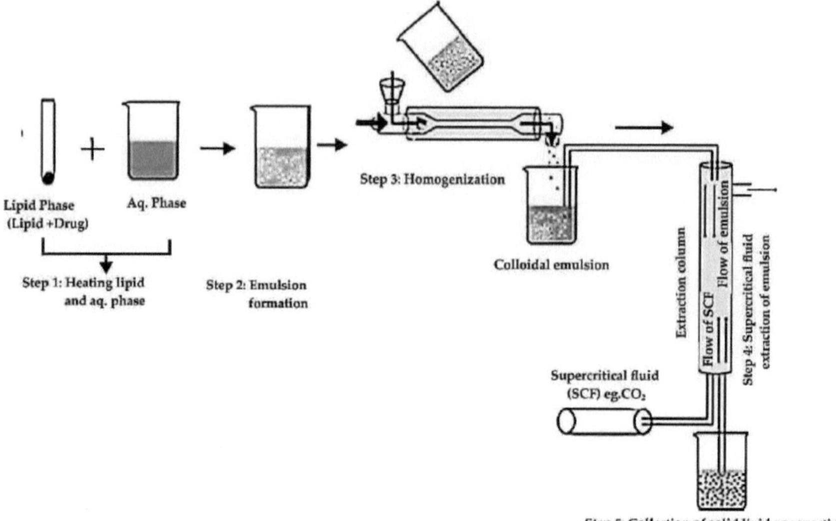

Fig. 13. Técnica de fluido supercrítico (SCF)

Mecanismo de formação de partículas:

- Processos paralelos de extração por fluido supercrítico (difusão) de solventes orgânicos de emulsões e dissolução de lípidos
- Expansão da fase orgânica; leva à cristalização dos lípidos

4.3.5. Técnica de partículas a partir de solução saturada de gás '' (PGSS) e técnica de atomização por fusão assistida por gás (GAMA)

A partícula a partir de uma solução saturada de gás envolve a fusão do material a ser processado, que então dissolve o SCF sob pressão. A solução saturada é então expandida através de um bocal onde o SCF, que é mais volátil, escapa, deixando partículas finas secas. Como as solubilidades dos gases comprimidos em líquidos e sólidos são normalmente elevadas, e muito superiores às solubilidades desses líquidos e sólidos na fase de gás comprimido, o processo consiste em solubilizar o CO_2 em substância(s) fundida(s) ou líquida(s) em suspensão (Reverchon e Porta, 2001), dando origem a uma solução/suspensão saturada de gás que é posteriormente expandida através de um bocal com a formação de partículas sólidas ou gotículas. A vantagem deste processo é que as substâncias não precisam de ser solúveis em CO_2 (Byrappa et al., 2008).

Na literatura, podem ser recuperados alguns exemplos de partículas a partir de solução saturada de gás aplicadas a nano e micropartículas de lípidos. Os mais importantes são a chamada Atomização por Fusão Assistida por Gás (GAMA) (Salmaso et al., 2009, Vezzu et al., 2010). Os lípidos são colocados numa câmara de mistura termoestática (CM), onde são fundidos e mantidos em contacto com CO_2 supercrítico a condições de temperatura e pressão seleccionadas. Em seguida, o fluido lipídico saturado é forçado através do bocal, abrindo a válvula na parte inferior da CM, para produzir micropartículas. Um reservatório de CO_2 permite manter constante a pressão no CM, bem como o caudal através do bocal. As partículas são recolhidas por um sistema de recolha e dispersas em água por vórtex e sonicação, para obter suspensões. O polietilenoglicol (PEG) pode ser adicionado à formulação para aumentar a taxa de dispersão em água.

CAPÍTULO 5

5. Liofilização

A estabilidade dos SLNs/NLCs depende principalmente da estabilidade físico-química do lípido sólido na sua forma de nanopartículas, uma vez que estas são mais propensas à degradação e à coalescência. A estabilidade física das SLN durante o armazenamento prolongado pode ser determinada através da monitorização de alterações no tamanho das partículas, no potencial zeta, no teor de fármaco, no aspeto e na viscosidade em função do tempo (Wu et al., 2011, Schwarz et al., 1994, Mishra et al., 2012). No caso da estabilidade química, os ingredientes do SLN devem ter uma distribuição de tamanho muito estreita para evitar o crescimento de cristais por amadurecimento de Ostwald (Mehnert e Mader, 2001). Os parâmetros externos, como a temperatura e a luz, parecem ser de importância primordial para a estabilidade a longo prazo durante o armazenamento e o transporte. Na maioria dos casos, observa-se um aumento do tamanho das partículas num período de tempo mais curto (Mishra et al., 2012).

O potencial zeta deve, em geral, permanecer superior a -60 mV para que uma dispersão permaneça fisicamente estável. Este facto, por sua vez, é conseguido através da liofilização. A liofilização é uma forma promissora de aumentar a estabilidade física e química da SLN durante longos períodos de tempo. Além disso, a transformação numa forma sólida impedirá o amadurecimento de Ostwald e evitará reacções de hidrólise (Mishra et al., 2012, Mehnert e Mader, 2001, Swathi et al., 2012). As tensões que desestabilizam a suspensão coloidal de nanopartículas podem ser geradas durante a liofilização, particularmente as tensões de congelamento e desidratação. A agregação e, por vezes, a fusão irreversível de nanopartículas podem desestabilizar o sistema coloidal de nanopartículas (Pardeshi et al., 2012). Obviamente, são necessárias duas transformações adicionais entre as formulações, que podem ser a fonte de problemas de estabilidade adicionais. A primeira transformação é de uma dispersão aquosa para pó, o que envolve o congelamento da amostra e a evaporação da água sob vácuo. A congelação da amostra pode causar problemas de estabilidade devido ao efeito de congelação que resulta em alterações da osmolaridade e do pH. A segunda transformação é a resolubilização, que envolve, pelo menos nas suas fases iniciais, situações que favorecem a agregação de partículas (baixo teor de água e elevado teor de partículas, elevada pressão osmótica) (Mehnert e Mader, 2001).

Para resolver este problema, devem ser adicionados excipientes especiais antes da congelação para proteger a suspensão nanoparticulada. Os excipientes adicionados que protegem o sistema do stress de congelação são chamados crioprotectores e os que protegem do stress de secagem são chamados lioprotectores (Pardeshi et al., 2012). A adição de crioprotectores será necessária para diminuir a agregação de SLN e para obter uma melhor redispersão do produto seco (Mehnert e Mader, 2001, Crowe et al., 1986, Madden et al., 1985, Strauss et al., 1986, Hauser e Strauss, 1988, Shulkin et al., 1984). Os agentes crioprotectores típicos são o sorbitol, a manose, a trealose, a glucose e o polivinilpirroli- done. Estes diminuem a atividade osmótica da água e a cristalização e favorecem o estado vítreo da amostra congelada (Shiau, 1990, Phan e Tso, 2001, Porter e Charman, 2001, O'driscoll e Griffin, 2008, Porter et al., 2007). Os crioprotectores são suportes que impedem o contacto entre nanopartículas lipídicas discretas. Além disso, interagem com os grupos de cabeça polar dos tensioactivos e funcionam como uma espécie de "pseudo-concha de hidratação" (Mobley e Schreier, 1994). Além disso, a hipótese de isolamento das partículas é um dos mecanismos de estabilização das nanopartículas

36

pelos crioprotectores durante a fase de congelação. Os açúcares isolam as partículas individuais na fração não congelada, evitando assim a agregação das partículas durante a congelação acima da Tg. A vitrificação do açúcar não é necessária para este efeito (Allison et al., 2000, Pardeshi et al., 2012).

Do mesmo modo, a hipótese de substituição da água é um mecanismo importante para a estabilização das nanopartículas por lioprotectores durante a fase de secagem. Sabe-se que estes lioprotectores formam ligações de hidrogénio com os grupos polares da superfície das nanopartículas e servem como substitutos da água para preservar a estrutura nativa das nanopartículas, estabilizando assim o sistema (Pardeshi et al., 2012, Crowe et al., 1998).

As nanopartículas liofilizadas devem ter as seguintes características desejáveis

(i) Preservação das características físicas e químicas primárias do produto

(ii) Estabilidade a longo prazo

(iii) Humidade relativa aceitável.

A eficácia dos crioprotectores diminui pela seguinte ordem: trealose >sacarose >>glicose e maltose. A adição do tempo do crioprotector influencia a qualidade da formulação final. O crioprotector foi adicionado à amostra quando, antes da homogeneização, se obtiveram os melhores resultados. O tamanho médio das partículas permaneceu quase inalterado nessas circunstâncias (Swathi et al., 2012). O armazenamento durante um ano causou aumentos significativos no tamanho das partículas (Mehnert e Mader, 2001). Além disso, Schwarz et al. estudaram o efeito dos crioprotectores durante a liofilização de SLN utilizando glucose, manose, maltose e trealose em concentrações entre 10 e 15% e relataram os melhores resultados (Schwarz e Mehnert, 1997, Madden et al., 1985, Crowe et al., 1985, Mehnert e Mader, 2001). Cavalli et al. também referiram, no caso da trealose, que a concentração de 2% de trealose era insuficiente para evitar a agregação de partículas induzida pela liofilização e que a concentração de 15% de trealose era suficiente para produzir tamanhos de partículas de cerca de 100 nm e índices de polidispersão de 0,25 após a reconstituição (Cavalli et al., 1997, Mehnert e Mader, 2001).

Para transformar uma dispersão aquosa de SLN num produto seco, a secagem por pulverização pode ser um procedimento alternativo à liofilização. Este método tem sido pouco utilizado para a formulação de SLN (Hanumanaik et al.), embora a secagem por pulverização seja mais económica em comparação com a liofilização (Mehnert e Mader, 2001).

CAPÍTULO 6

6. Caracterização de SLNs/ NLCs (Seetapan et al., 2010, Muller et al., 2008, Silva et al., 2011, Subedi et al., 2009, Silva et al., 2007, Mishra et al., 2012)

As diferentes técnicas utilizadas para a caraterização de SLNs/NLCs são apresentadas na Tabela 5.

Tabela V. Caracterização dos SLNs/ NLCs

Characterization parameters	Analytical methods/Instrumentations
Shape and surface morphology	Transmission electron microscopy (TEM)
	Scanning electron microscopy (SEM)
	Phase contrast optical microscopy (PCM)
	Atomic force microscopy (AFM)
	Freeze fracture microscopy
Vesicle size and size distribution	Electron microscopy (SEM/TEM)
	Optical microscopy
	Photon correlation spectroscopy (PCS)
Electrical surface potential and surface pH	Zeta potential measurement
	pH-sensitive probes
Surface charge and electrophoretic mobility	Laser light scattering technique
Density	Gas pycnometre
Molecular weight	Gel permeation chromatography (GPC)
Surface hydrophobicity	Hydrophobic interaction chromatography
	Two-phase partition
	Radiolabel probe
	Contact angle measurement
	X-ray photoelectron spectroscopy
	Synchrotron radiation X-ray (SAX)
Rheology	Viscometer
In vitro release	Dialysis membrane dissolution test apparatus

CAPÍTULO 7

7. Libertação de medicamentos

As investigações da incorporação e libertação de fármacos serviram como uma ferramenta importante na conceção, desenvolvimento e avaliação de potenciais sistemas de transporte de fármacos (Pardeshi et al., 2012). Os fármacos incorporados no SLN são libertados por degradação e erosão da superfície da matriz lipídica e por difusão das moléculas de fármaco através da matriz lipídica (Mehnert e Mader, 2001). A libertação de fármacos a partir de SLN é principalmente afetada pela localização do fármaco (Muchow et al., 2008):

1. A localização do fármaco no núcleo da matriz lipídica sólida oferece a possibilidade de obter uma libertação prolongada do fármaco.

2. A localização de moléculas de fármaco na superfície das partículas conduz frequentemente a um efeito de explosão (libertação inicial rápida do fármaco). As SLN podem apresentar um perfil de libertação de fármaco bifásico: uma libertação inicial rápida, devido ao fármaco localizado na superfície, é seguida de uma libertação mais gradual devido ao fármaco localizado na matriz lipídica.

Por conseguinte, a extensão da libertação em cadeia pode ser controlada através do controlo da solubilidade do fármaco na fase aquosa durante a produção, que, por sua vez, pode ser controlada através da temperatura utilizada e da concentração de tensioativo utilizada. Uma temperatura mais elevada e uma concentração mais elevada de tensioativo aumentam a libertação em cadeia, ao passo que a produção à temperatura ambiente evita a partição do fármaco numa fase aquosa e a sua subsequente re-participação na fase lipídica, não se verificando assim qualquer libertação em cadeia. Para evitar ou minimizar a libertação em cadeia, as SLN podem ser produzidas sem surfactantes ou com surfactantes incapazes de solubilizar o fármaco (MuEller et al., 2000, Pardeshi et al., 2012). A possível presença de espécies coloidais alternativas tem sempre de ser tida em conta na caraterização da libertação de fármacos: o agente estabilizador não pode ser localizado exclusivamente na superfície lipídica, como esperado, mas também na fase aquosa, formando micelas, micelas mistas ou lipossomas que podem solubilizar os fármacos e constituir locais alternativos de incorporação de fármacos (Mehnert e Mader, 2001).

8. Ligações para a química verde e sustentável

Atualmente, os candidatos a fármacos pouco solúveis em água constituem um desafio não só no aspeto da formulação, mas também na realização de estudos farmacológicos, toxicológicos e farmacocinéticos durante a fase de desenvolvimento do fármaco e em condições biológicas. Além disso, é o principal responsável pelo problema de toxicidade associado à conceção, desenvolvimento e otimização do fármaco e ao destino biológico do fármaco no organismo. Mas todos estes problemas podem ser ultrapassados através da formulação de nanopartículas lipídicas que facilitam a absorção na circulação sistémica através da via linfática intestinal e evitam o efeito de primeira passagem, facilitando também as vantagens abaixo mencionadas relacionadas com a química verde.

- Quando comparados com os excipientes sintéticos e semi-sintéticos utilizados na formulação de fórmulas farmacêuticas, os excipientes utilizados nestas nanopartículas lipídicas são compostos por lípidos fisiológicos ou fisiologicamente relacionados. Por conseguinte, as vias de absorção, metabolismo e transporte estão presentes no organismo, o que pode contribuir em grande medida para o destino biológico do transportador lipídico.

- Além disso, os excipientes das nanopartículas lipídicas (lípidos, tensioactivos e co-solventes) têm um papel importante na fisiologia do organismo, como o armazenamento de energia (lípidos), uma parte das biomembranas (fosfolípidos), e têm uma função-chave no metabolismo (ácidos biliares), pelo que são considerados inofensivos e normalmente incluídos na categoria geralmente reconhecida como segura, aprovada pela FDA dos EUA.

- Uma vez que as nanopartículas lipídicas são compostas por lípidos fisiológicos e a sua digestão e absorção são semelhantes às dos lípidos fisiológicos, não possuem quaisquer efeitos tóxicos e diminuem os efeitos secundários adversos dos sistemas de administração de medicamentos quando comparadas com outras de natureza metálica ou polimérica. Devido à sua biodegradação e natureza biocompatível, assegura o título de "transportador nano seguro".

- Além disso, do ponto de vista da formulação, as nanopartículas lipídicas são muito mais fáceis de fabricar do que as nanopartículas biopoliméricas. Além disso, possuem muitas vantagens, tais como
  - Boa escalabilidade da produção (sustentabilidade)
  - Evitar a utilização de solventes orgânicos no processo de formulação
  - Não é necessário nenhum solvente especial.
  - Aplicam-se os métodos convencionais de fabrico de emulsões.
  - Fácil de ampliar e esterilizar.
  - Adaptabilidade industrial

- Além disso, as nanopartículas lipídicas combinam os atributos das partículas nanométricas e dos transportadores lipídicos para melhorar a biodisponibilidade dos ingredientes farmacêuticos activos (API).

- Todas estas vantagens, tais como a preparação utilizando lípidos fisiológicos ou fisiologicamente relacionados que simulam lípidos fisiológicos, a ausência de utilização de solventes orgânicos durante os processos de produção utilizando o método de homogeneização a alta pressão com a maquinaria existente, a facilidade de fabrico em grande escala e a ausência de toxicidade tornam a nanopartícula lipídica uma condição adequada para a administração de fármacos e opções potencialmente atractivas e comercializáveis.

9. Conclusão

A partir da revisão, tornou-se evidente que os vários grupos de investigação se sentem cada vez mais atraídos pelas nanopartículas lipídicas (SLNs & NLCs) devido às suas propriedades únicas e às muitas vantagens que apresentam em relação às formas de dosagem tradicionais e aos seus homólogos coloidais. Por conseguinte, as nanopartículas lipídicas são um sistema de administração de medicamentos promissor para a formulação de medicamentos pouco solúveis em água na indústria farmacêutica.

Conflitos de interesse: Os autores declaram não haver conflito de interesses.

Referências

Abdelbary, G., Fahmy, R. H., 2009. Nanopartículas lipídicas sólidas carregadas com diazepam: conceção e caraterização. Aaps Pharmscitech, 10, 211-219.

Agrawal, Y., Petkar, K. C., Sawant, K. K., 2010. Desenvolvimento, avaliação e estudos clínicos de transportadores lipídicos nanoestruturados carregados com acitretina para o tratamento tópico da psoríase. Revista internacional de produtos farmacêuticos, 401, 93-102.

Ahmed El-Harati, A., Charcosset, C., Fessi, H., 2006. Influência da formulação de nanopartículas lipídicas sólidas preparadas com um contactor de membrana. Desenvolvimento e tecnologia farmacêutica, 11, 153-157.

Alex, M. A., Chacko, A., José, S., Souto, E., 2011. Nanopartículas lipídicas sólidas carregadas com Lopinavir (SLN) para direcionamento linfático intestinal. Jornal Europeu de Ciências Farmacêuticas, 42, 11-18.

Allison, S. D., Dc Molina, M., Anchordoquy, T. J., 2000. Estabilização de complexos lípidos/DNA durante a etapa de congelação do processo de liofilização: a hipótese do isolamento de partículas. Biochimica et Biophysica Ata (BBA)-Biomembranes, 1468, 127-138.

Almeida, A. J., Runge, S., Muller, R. H., 1997. Nanopartículas lipídicas sólidas carregadas com péptidos (SLN): influência dos parâmetros de produção. Revista Internacional de Farmácia, 149, 255-265.

Anastas, P.T., Warner, J.C., 1998. Green Chemistry Theory and Practice. Oxford University Press, Nova Iorque, 30.

Angrick, M., Kummerer, K., Meinzer, L., 2006. Nachhaltige Chemie: Erfahrungen und Perspektiven, Metropolis Verlag fur Okonomie. Ges. Polit.

Anton, N., Benoit, J.-P., Saulnier, P., 2008. Conceção e produção de nanopartículas formuladas a partir de modelos de nano-emulsão - uma revisão. Jornal de Libertação Controlada, 128, 185-199.

Araújo, J., Nikolic, S., Egea, M. A., Souto, E. B., Garcia, M. L., 2011. Transportadores lipídicos nanoestruturados para entrega de acetonido de triancinolona no segmento posterior do olho. Colloids and surfaces B: Biointerfaces, 88, 150-157.

Basavaraj, K., 2012. Nanotecnologia na medicina e relevância para a dermatologia: Present concepts. Revista indiana de dermatologia, 57, 169.

Battaglia, L., Gallarate, M., 2012. Nanopartículas lipídicas: estado da arte, novos métodos de preparação e desafios na entrega de medicamentos. Opinião de peritos sobre a administração de medicamentos, 9, 497-508.

Battaglia, L., Gallarate, M., Cavalli, R., Trotta, M., 2010. Nanopartículas lipídicas sólidas produzidas através de um método de coacervação. Journal of microencapsulation, 27(1), 78-85.

Battaglia, L., Gallarate, M., Panciani, P. P., Ugazio, E., Sapino, S., Peira, E., Chirio, D., 2014. Técnicas para a preparação de nano e micropartículas lipídicas sólidas. Aplicação da Nanotecnologia na Entrega de Medicamentos. InTech.

Battaglia, L., Trotta, M., Gallarate, M., Carlotti, M. E., Zara, G. P., Bargoni, A., 2007. Nanopartículas lipídicas sólidas formadas pela técnica de emulsão-difusão de solvente em água: desenvolvimento e influência na estabilidade da insulina. Journal of microencapsulation, 24, 672-684.

Benita, S., Bohm, B. H., 1998. Emulsões e nanosuspensões para a formulação de medicamentos pouco solúveis, CRC Press.

Bevilacqua, A., Cibelli, F., Corbo, M. R., Sinigaglia, M., 2007. Efeitos da homogeneização a alta pressão na sobrevivência de Alicyclobacillus acidoterrestris num meio de laboratório. Cartas em microbiologia aplicada, 45(4), 382-386.

Bianco, M., Gallarate, M., Trotta, M., Battaglia, L., 2010. SLN carregado com anfotericina B preparado com a técnica de coacervação. Journal of Drug Delivery Science and Technology, 20, 187-191.

Blum, C., Bunke, D., Hungsberg, M., Roelofs, E., Joas, A., Joas, R., Blepp, M., e Stolzenberg, H.-C. O conceito de química sustentável: Key drivers for the transition towards sustainable development. Sustainable Chemistry and Pharmacy, 5, 94-104 (2017).

Bunjes, H., Westesen, K., Koch, M. H.,1996. Tendência de cristalização e transições polimórficas em nanopartículas de triglicéridos. Revista Internacional de Farmácia, 129, 159-173.

Byrappa, K., Ohara, S., Adschiri, T., 2008. Síntese de nanopartículas utilizando tecnologia de fluido supercrítico - para aplicações biomédicas. Advanced Drug Delivery Reviews, 60(3), 299327.

Cannon, A.S., Warner, J.C., 2011. A ciência da química verde e seu papel na reforma educacional. New Solut. 21 (3), 499517.

Cavalli, R., Bargoni, A., Podio, V., Muntoni, E., Zara, G. P., Gasco, M. R., 2003. Administração duodenal de nanopartículas lipídicas sólidas carregadas com diferentes percentagens de tobramicina. Jornal de Ciências Farmacêuticas, 92, 1085-1094.

Cavalli, R., Caputo, O., Carlotti, M. E., Trotta, M., Scarnecchia, C., Gasco, M. R., 1997. Esterilização e liofilização de nanopartículas lipídicas sólidas sem fármacos e carregadas com fármacos. Revista Internacional de Farmácia, 148, 47-54.

Charcosset, C., El-Harati, A., Fessi, H., 2005. Preparação de nanopartículas lipídicas sólidas utilizando um contactor de membrana. Jornal de Libertação Controlada, 108, 112-120.

Chattopadhyay, P., Huff, R., Shekunov, B. Y., 2006. Encapsulamento de fármacos utilizando extração de fluido supercrítico de emulsões. Jornal de Ciências Farmacêuticas, 95, 667-679.

Chattopadhyay, P., Shekunov, B. Y., Yim, D., Cipolla, D., Boyd, B., Farr, S., 2007. Produção de suspensões de nanopartículas lipídicas sólidas utilizando extração supercrítica de fluidos de emulsões (SFEE) para administração pulmonar utilizando o sistema AERx. Advanced drug delivery reviews, 59, 444-453.

Chen-Yu, G., Chun-Fen, Y., Qi-Lu, L., Qi, T., Yan-Wei, X., Wei-Na, L., Guang-Xi, Z., 2012. Desenvolvimento de uma formulação de transportador lipídico nanoestruturado carregado de quercetina para entrega tópica. Revista internacional de produtos farmacêuticos, 430, 292-298.

Chen, C.-C., Tsai, T.-H., Huang, Z.-R., Fang, J.-Y., 2010. Efeitos dos emulsionantes lipofílicos na administração oral de lovastatina a partir de transportadores lipídicos nanoestruturados: caraterização físico-química e farmacocinética. European Journal of Pharmaceutics and Biopharmaceutics, 74, 474-482.

Chen, G., Hou, S., Hu, P., Hu, Q., Guo, D., Xiao, Y., 2008. Libertação in vitro de dexametasona a partir de nanopartículas e sua farmacocinética no ouvido interno após a administração das nanopartículas carregadas com o fármaco através da janela redonda. Nan fang yi ke da xue xue bao= Journal of Southern Medical University, 28, 1022-1024.

Chirio, D., Gallarate, M., Peira, E., Battaglia, L., Serpe, L., Trotta, M., 2011. Formulação de nanopartículas lipídicas sólidas carregadas de curcumina produzidas pela técnica de coacervação de ácidos gordos. Jornal de microencapsulação, 28, 537-548.

Cirri, M., Bragagni, M., Mennini, N., Mura, P., 2012. Desenvolvimento de um novo sistema de entrega que consiste em "transportadores lipídicos nanoestruturados de ciclodextrina em fármaco" para entrega tópica de cetoprofeno. European Journal of Pharmaceutics and Biopharmaceutics, 80, 46-53.

Conlin, A. K., Seidman, A. D., Bach, A., Lake, D., Dickler, M., D'andrea, G., Traina, T., Danso, M., Brufsky, A. M., Saleh, M., 2010. Ensaio de fase II de nanopartículas semanais de paclitaxel ligado à albumina com carboplatina e trastuzumab como terapia de primeira linha para mulheres com cancro da mama metastático com sobre-expressão de HER2. Clinical breast cancer, 10, 281-287.

Crowe, J. H., Carpenter, J. F., Crowe, L., 1998. M. O papel da vitrificação na anidrobiose. Revisão Anual de Fisiologia, 60, 73-103.

Crowe, L. M., Crowe, J. H., Rudolph, A., Womersley, C., Appel, L., 1985. Preservação de lipossomas liofilizados por trealose. Archives of Biochemistry and Biophysics, 242, 240-247.

Crowe, L. M., Womersley, C., Crowe, J. H., Reid, D., Appel, L., Rudolph, A., 1986. Prevenção da fusão e fuga em lipossomas liofilizados por hidratos de carbono. Biochimica et Biophysica Ata (BBA)-Biomembranes, 861, 131-140.

Das, S., Chaudhury, A., 2011. Avanços recentes em formulações de nanopartículas lipídicas com matriz sólida para administração oral de medicamentos. Aaps Pharmscitech, 12, 62-76.

Doktorovova, S., Araujo, J., Garcia, M. L., Rakovsky, E., Souto, E. B., 2010. Formulação de propionato de fluticasona em novos transportadores lipídicos nanoestruturados contendo PEG (PEG-NLC). Colloids and surfaces B: Biointerfaces, 75, 538-542.

Domingo, C., Saurina, J., 2012. Uma visão geral da caraterização analítica de sistemas nanoestruturados de administração de medicamentos: rumo a produtos farmacêuticos verdes e sustentáveis: uma revisão. Analytica chimica ata, 744, 8-22.

Emeje, M. O., Akpabio, E. I., Obidike, I. C., Ofoefule, S. I., 2012. Nanotecnologia na entrega de medicamentos, INTECH Open Access Publisher.

Fang, J.-Y., Fang, C.-L., Liu, C.-H., Su, Y.-H., 2008 Lipid nanoparticles as vehicles for topical psoralen delivery: solid lipid nanoparticles (SLN) versus nanostructured lipid carriers (NLC). European Journal of Pharmaceutics and Biopharmaceutics, 70, 633-640.

Freitas, C., Muller, R., 1999. Correlação entre a estabilidade a longo prazo de nanopartículas lipídicas sólidas (SLN™) e a cristalinidade da fase lipídica. European Journal of Pharmaceutics and Biopharmaceutics, 47, 125-132.

Galitsky, C., Chan, S.-c., Worrell, E., Masanet, E., 2008. Melhoria da eficiência energética e oportunidades de redução de custos para a indústria farmacêutica. An ENERGY STAR® Guide for Energy and Plant Managers. Laboratório Nacional Lawrence Berkeley, Berkeley, Califórnia. Relatório LBNL-57260

Gallarate, M., Trotta, M., Battaglia, L., Chirio, D., 2010. SLN carregado com cisplatina produzido pela técnica de coacervação. Journal of Drug Delivery Science and Technology, 20, 343-347.

Gasco, M. R., 1993. Método para a produção de microesferas lipídicas sólidas com uma distribuição de tamanho estreita. Google Patents.

Gokce, E. H., Korkmaz, E., Dellera, E., Sandri, G., Bonferoni, M. C., Ozer, O., 2012. Nanopartículas lipídicas sólidas carregadas com resveratrol versus transportadores lipídicos nanoestruturados: avaliação do potencial antioxidante para aplicações dérmicas. Int J Nanomedicine, 7, 1841-50.

Gonzalez-Mira, E., Egea, M., Garcia, M., e Souto, E., 2010 Design ocular tolerance of flurbiprofen loaded ultrasound-engineered NLC. Colloids and surfaces B: Biointerfaces, 81, 412-421.

Gupta, M., Vyas, S. P., 2012. Desenvolvimento, caraterização e avaliação in vivo de nanopartículas lipídicas eficazes para a administração dérmica de fluconazol contra a candidíase cutânea. Química e física dos lípidos, 165, 454-461.

Gursoy, R. N., Benita, S., 2004. Sistemas auto-emulsionantes de administração de medicamentos (SEDDS) para uma melhor administração oral de medicamentos lipofílicos. Biomedicine & Pharmacotherapy, 58, 173-182.

Hanafy, A., Spahn-Langguth, H., Vergnault, G., Grenier, P., Grozdanis, M. T., Lenhardt, T., Langguth, P., 2007. Avaliação farmacocinética de nanosuspensões orais de fenofibrato e SLN em comparação com suspensões convencionais de fármaco micronizado. Advanced drug delivery reviews, 59, 419-426.

Hanumanaik, M., Patel, S. K., Sree, K. R., 2013. Nanopartículas lipídicas sólidas; Uma revisão. IJPSR, 4(3): 928940.

Harde, H., Das, M., Jain, S., 2011. Nanopartículas lipídicas sólidas: um veículo que aumenta a biodisponibilidade oral. Parecer de peritos sobre a administração de medicamentos, 8, 1407-1424.

Hauser, H., Strauss, G., 1988. Estabilização de pequenas vesículas de fosfolípidos unilamelares por sacarose durante a congelação e desidratação. Biotechnological Applications of Lipid Microstructures. Springer, pp. 71-80.

Heurtault, B., Saulnier, P., Pech, B., Proust, J.-E., Benoit, J.-P., 2002. Um novo processo baseado na inversão de fases para a preparação de nanocarreadores lipídicos. Investigação farmacêutica, 19, 875-880.

Hu, F., Hong, Y., Yuan, H., 2004a. Preparação e caraterização de nanopartículas lipídicas sólidas contendo peptídeo. Revista internacional de produtos farmacêuticos, 273, 29-35.

Hu, L., Tang, X., Cui, F., 2004b. Solid lipid nanoparticles (SLNs) to improve oral bioavailability of poorly soluble drugs (nanopartículas lipídicas sólidas (SLNs) para melhorar a biodisponibilidade oral de fármacos pouco solúveis). Journal of Pharmacy and Pharmacology, 56, 1527-1535.

Hu, L., Xing, Q., Meng, J., Shang, C., 2010. Preparação e aumento da biodisponibilidade oral de nanopartículas lipídicas sólidas carregadas com criptotansinona. Aaps Pharmscitech, 11, 582-587.

Huang, Z. R., 2008. Desenvolvimento e avaliação de nanopartículas lipídicas para a administração de camptotecina: uma comparação de nanopartículas lipídicas sólidas, transportadores lipídicos nanoestruturados e emulsão lipídica. Ata Pharmacologica Sinica, 29, 1094-1102.

Iqbal, M. A., Md, S., Sahni, J. K., Baboota, S., Dang, S., Ali, J., 2012. Sistema de transportadores lipídicos nanoestruturados: avanços recentes na entrega de medicamentos. Journal of drug targeting, 20, 813-830.

Izquierdo, P., Esquena, J., Tadros, T. F., Dederen, C., Garcia, M., Azemar, N., Solans, C., 2002. Formação e estabilidade de nano-emulsões preparadas usando o método de inversão de fase por temperatura. Langmuir, 18, 26-30.

Jaiswal, J., Gupta, S. K., Kreuter, J., 2004. Preparação de nanopartículas biodegradáveis de ciclosporina através do processo de evaporação de solventes por emulsificação a alta pressão. Jornal de Libertação Controlada, 96, 169-178.

Jaiswal, P., Gidwani, B., Vyas, A., 2016. Transportadores lipídicos nanoestruturados e sua aplicação atual na entrega de medicamentos direcionados. Células artificiais, nanomedicina e biotecnologia, 44, 27-40.

Jenning, V., Thunemann, A. F., Gohla, S. H., 2000. Caracterização de um novo sistema de transporte de nanopartículas de lípidos sólidos baseado em misturas binárias de lípidos líquidos e sólidos. Revista internacional de produtos farmacêuticos, 199, 167-177.

Jensen, L. B., Magnussson, E., Gunnarsson, L., Vermehren, C., Nielsen, H. M., Petersson, K., 2010. Solubilidade de corticosteróides e libertação de controlo de polaridade lipídica de nanopartículas lipídicas sólidas. Revista internacional de produtos farmacêuticos, 390, 53-60.

Jia, L., Zhang, D., Li, Z., Duan, C., Wang, Y., Feng, F., Wang, F., Liu, Y., Zhang, Q., 2010. Transportadores lipídicos nanoestruturados para administração parentérica de silibina: Estudos de biodistribuição e farmacocinética. Colloids and surfaces B: Biointerfaces, 80, 213-218.

Jorgensen, L., Nielson, H. M., 2009. Delivery Technologies for Biopharmaceuticals: Peptides, Proteins, Nucleic Acids and Vaccines (Péptidos, Proteínas, Ácidos Nucleicos e Vacinas), Wiley.

Kakkar, V., Singh, S., Singla, D., Kaur, I. P., 2011. Exploração de nanopartículas lipídicas sólidas para aumentar a biodisponibilidade oral da curcumina. Molecular nutrition & food research, 55, 495-503.

Kang, K. W., Chun, M.-K., Kim, O., Subedi, R. K., Ahn, S.-G., Yoon, J.-H., Choi, H.-K., 2010. Nanopartículas lipídicas sólidas carregadas de doxorrubicina para ultrapassar a resistência a múltiplos fármacos na terapia do cancro. Nanomedicina: Nanotecnologia, Biologia e Medicina, 6, 210-213.

Kayser, O., Lemke, A., Hernandez-Trejo, N., 2005. O impacto da nanobiotecnologia no desenvolvimento de novos sistemas de administração de medicamentos. Biotecnologia farmacêutica atual, 6, 3-5.

Kheradmandnia, S., Vasheghani-Farahani, E., Nosrati, M., Atyabi, F., 2010. Preparação e caraterização de nanopartículas lipídicas sólidas carregadas com cetoprofeno feitas de cera de abelha e cera de carnaúba. Nanomedicina: Nanotecnologia, Biologia e Medicina, 6, 753-759.

Konwarh, R., Pramanik, S., Kalita, D., Mahanta, C. L., Karak, N., 2012) Ultrasonication-A ferramenta complementar 'química verde' para biocatálise: Um estudo em escala de laboratório de extração de licopeno. Ultrasonics sonochemistry, 19(2), 292-299.

Koziara, J. M., Lockman, P. R., Allen, D. D., Mumper, R. J., 2004. Nanopartículas de paclitaxel para o potencial tratamento de tumores cerebrais. Journal of controlled release, 99(2), 259-269.

Koziara, J. M., Oh, J. J., Akers, W. S., Ferraris, S. P., Mumper, R. J., 2005. Compatibilidade sanguínea de nanopartículas à base de álcool cetílico/polissorbato. Investigação farmacêutica, 22(11), 1821-1828.

Kumar, M., 2000. Nano e micropartículas como dispositivos de administração controlada de medicamentos. J. Pharm. Pharm. Sci, 3, 234-258.

Kumar, S., Dilbaghi, N., Saharan, R., Bhanjana, G., 2012. A nanotecnologia como ferramenta emergente para aumentar a solubilidade de medicamentos pouco solúveis em água. BioNanoScience, 2, 227-250.

Kumar, V. V., Chandrasekar, D., Ramakrishna, S., Kishan, V., Rao, Y. M., Diwan, P. V., 2007. Desenvolvimento e avaliação de nanopartículas lipídicas sólidas carregadas com nitrendipina: influência dos lípidos de cera e glicerídeos na farmacocinética plasmática. Revista Internacional de Farmácia, 335, 167-175.

Kummerer, K., Hempel, M., 2010. Green and Sustainable Pharmacy. Springer, Berlim.

Kuo, Y.-C., Chung, J.-F., 2011. Propriedades físico-químicas de nanopartículas lipídicas sólidas carregadas com nevirapina e transportadores lipídicos nanoestruturados. Colloids and surfaces B: Biointerfaces, 83, 299-306.

Lander, R., Manger, W., Scouloudis, M., Ku, A., Davis, C., Lee, A., 2000. Homogeneização de gaulina: um estudo mecanicista. Biotechnology progress, 16, 80-85.

Li, H., Zhao, X., Ma, Y., Zhai, G., Li, L., Lou, H., 2009. Aumento da absorção gastrointestinal de quercetina por nanopartículas lipídicas sólidas. Journal of Controlled Release, 133, 238-244.

Lim, S.-J., Kim, C.-K., 2002. Parâmetros de formulação que determinam as características físico-químicas de nanopartículas lipídicas sólidas carregadas com ácido all-trans retinóico. Revista internacional de produtos farmacêuticos, 243, 135-146.

Lin, Y.-K., Huang, Z.-R., Zhuo, R.-Z., Fang, J.-Y., 2010. Combinação de calcipotriol e metotrexato em transportadores lipídicos nanoestruturados para administração tópica. Int J Nanomedicine,

5, 117-28.

Lippacher, A., Muller, R., Mader, K., 2000. Investigação sobre as propriedades viscoelásticas de transportadores de medicamentos coloidais à base de lípidos. Revista Internacional de Farmácia, 196, 227-230.

Liu, C.-H., Wu, C.-T., 2010. Otimização de transportadores lipídicos nanoestruturados para a administração de luteína. Colloids and Surfaces A: Physicochemical and Engineering Aspects, 353, 149-156.

Liu, C., Liu, D., Bai, F., Zhang, J., Zhang, N., 2010a. Estudos in vitro e in vivo de nanocarreadores à base de lípidos para administração oral de N3-o-toluil-fluorouracil. Drug Delivery, 17, 352-363.

Liu, D., Liu, C., Zou, W., Zhang, N., 2010b. Aumento da absorção gastrointestinal de N3-O-toluil-fluorouracil por nanopartículas de lípidos sólidos catiónicos. Journal of Nanoparticle Research, 12, 975984.

Liu, D., Liu, Z., Wang, L., Zhang, C., Zhang, N., 2011. Transportadores lipídicos nanoestruturados como novo transportador para administração parentérica de docetaxel. Colloids and surfaces B: Biointerfaces, 85, 262-269.

Luo, C.-F., Yuan, M., Chen, M.-S., Liu, S.-M., Zhu, L., Huang, B.-Y., Liu, X.-W., Xiong, W., 2011. Farmacocinética, distribuição tecidular e biodisponibilidade relativa de nanopartículas lipídicas sólidas de puerarina após administração oral. Revista Internacional de Farmácia, 410, 138144.

Luo, Y., Chen, D., Ren, L., Zhao, X., Qin, J., 2006. Nanopartículas lipídicas sólidas para aumentar a biodisponibilidade oral da vinpocetina. Journal of Controlled Release, 114, 53-59.

Ma, P., Dong, X., Swadley, C. L., Gupte, A., Leggas, M., Ledebur, H. C., Mumper, R. J., 2009. Desenvolvimento de nanopartículas lipídicas sólidas de idarubicina e doxorrubicina para ultrapassar a resistência a múltiplos fármacos mediada por Pgp na leucemia. Jornal de nanotecnologia biomédica, 5, 151-161.

Madden, T. D., Bally, M. B., Hope, M. J., Cullis, P. R., Schieren, H. P., Janoff, A. S., 1985. Proteção de grandes vesículas unilamelares por trealose durante a desidratação: retenção do conteúdo das vesículas. Biochimica et Biophysica Ata (BBA)-Biomembranes, 817, 67-74.

Mader, K., Mehnert, W., Nastruzzi, C., 2004. Solid lipid nanoparticles-concepts, procedures, and physicochemical aspect. Lipospheres in drug targets and delivery: approaches, methods, and applications. CRC Press, pp. 1-22.

Malik, P., Shankar, R., Malik, V., Sharma, N., Mukherjee, T. K., 2014. Rotas benignas baseadas em química verde para a síntese de nanopartículas. Jornal de Nanopartículas.

Manjunath, K., Reddy, J. S., Venkateswarlu, V., 2005. Nanopartículas lipídicas sólidas como sistemas de administração de medicamentos. Methods Find Exp Clin Pharmacol, 27, 127-144.

Manjunath, K., Venkateswarlu, V., 2005. Farmacocinética, distribuição tecidular e biodisponibilidade de nanopartículas lipídicas sólidas de clozapina após administração intravenosa e intraduodenal. Jornal de Libertação Controlada, 107, 215-228.

Manjunath, K., Venkateswarlu, V., 2006. Farmacocinética, distribuição tecidular e biodisponibilidade de nanopartículas lipídicas sólidas de nitrendipina após administração intravenosa e intraduodenal. Journal of drug targeting, 14, 632-645.

Markarian, J., 2016. Reduzir o impacto ambiental do fabrico. Pharm. Technol. 40, 36- 38.

Martins, S., Sarmento, B., Ferreira, D. C., Souto, E. B., 2007. Transportadores coloidais à base de lípidos para administração de péptidos e proteínas - lipossomas versus nanopartículas lipídicas. Revista Internacional de Nanomedicina, 2, 595.

Martins, S., Silva, A., Ferreira, D., Souto, E., 2009. Melhoria da absorção oral da calcitonina samon por nanopartículas lipídicas de trimiristina. Journal of biomedical nanotechnology, 5, 76-83.

Medina-Gonzalez, Y., Aimar, P., Lahitte, J. F., Remigy, J. C., 2011. Rumo às membranas verdes: preparação de membranas de ultrafiltração de acetato de celulose utilizando lactato de metilo como biossolvente. Revista Internacional de Engenharia Sustentável, 4(01), 75-83.

Mehnert, W., Mader, K., 2001. Nanopartículas lipídicas sólidas: produção, caraterização e aplicações. Advanced drug delivery reviews, 47, 165-196.

Mei, Z., Li, X., Wu, Q., Hu, S., Yang, X., 2005. A investigação sobre a atividade anti-inflamatória e a hepatotoxicidade da nanopartícula lipídica sólida carregada com triptolida. Investigação Farmacológica, 51, 345-351.

Mishra, D. K., Dhote, V., Bhatnagar, P., Mishra, P. K., 2012. Engenharia de nanopartículas lipídicas sólidas para melhorar a administração de medicamentos: promessas e desafios da investigação translacional. Drug delivery and translational research, 2, 238-253.

Mobley, W. C., Schreier, H., 1994. Redução da temperatura de transição de fase e formação de vidro em lipossomas liofilizados desidroprotegidos. Journal of Controlled Release, 31, 73-87.

Montenegro, L., Campisi, A., Sarpietro, M. G., Carbone, C., Acquaviva, R., Raciti, G., Puglisi, G., 2011a. Avaliação in vitro de nanopartículas lipídicas sólidas carregadas com idebenona para administração de fármacos no cérebro. Desenvolvimento de medicamentos e farmácia industrial, 37, 737-746.

Muchow, M., Maincent, P., Muller, R. H., 2008. Nanopartículas lipídicas com uma matriz sólida (SLN®, NLC®, LDC®) para administração oral de medicamentos. Desenvolvimento de medicamentos e farmácia industrial, 34, 1394-1405.

Mudshinge, S. R., Deore, A. B., Patil, S., Bhalgat, C. M., 2011. Nanopartículas: Emerging carriers for drug delivery. Saudi Pharmaceutical Journal, 19, 129-141.

Mueller, R. H., Maeder, K., Gohla, S., 2000. Solid lipid nanoparticles (SLN) for controlled drug delivery - a review of the state of the art. European Journal of Pharmaceutics and Biopharmaceutics, 50, 161-177.

Mukherjee, S., Ray, S., Thakur, R., 2009. Solid lipid nanoparticles: a modern formulation approach in drug delivery system. Revista indiana de ciências farmacêuticas, 71, 349.

Muller, R., Maaben, S., Weyhers, H., Mehnert, W., 1996. Captação fagocítica e citotoxicidade de nanopartículas lipídicas sólidas (SLN) estericamente estabilizadas com poloxamina 908 e poloxâmero 407. Journal of drug targeting, 4, 161-170.

Muller, R., Maassen, S., Schwarz, C., Mehnert, W., 1997. Nanopartículas lipídicas sólidas (SLN) como potencial transportador para uso humano: interação com granulócitos humanos. Jornal de Libertação Controlada, 47, 261-269.

Muller, R., Runge, S., Ravelli, V., Mehnert, W., Thunemann, A., Souto, E., 2006. Biodisponibilidade oral da ciclosporina: nanopartículas lipídicas sólidas (SLN®) versus nanocristais de fármaco. Revista Internacional de Farmácia, 317, 82-89.

Muller, R., Runge, S., Ravelli, V., Thunemann, A., Mehnert, W., Souto, E., 2008. Nanopartículas lipídicas sólidas carregadas com ciclosporina (SLN®): Interacções físico-químicas fármaco-lípido e caraterização da incorporação do fármaco. European Journal of Pharmaceutics and Biopharmaceutics, 68, 535-544.

Muller, R. H., Radtke, M., Wissing, S. A., 2002. Nanopartículas lipídicas sólidas (SLN) e transportadores lipídicos nanoestruturados (NLC) em preparações cosméticas e dermatológicas. Advanced drug delivery reviews, 54, S131-S155.

Mumper, Russell John e Michael Jay. "Microemulsões como precursores de nanopartículas sólidas". Patente dos EUA n° 7.153.525. 26 de dezembro de 2006.

Nam, S.-H., Ji, X. Y., Park, J.-S., 2011. Investigação de transportadores lipídicos nanoestruturados carregados com tacrolimus para administração tópica de medicamentos. Boletim da Sociedade Coreana de Química, 32, 956-960.

Nayak, A. P., Tiyaboonchai, W., Patankar, S., Madhusudhan, B., Souto, E. B., 2010. Nanopartículas lipídicas carregadas com curcuminóides: nova abordagem para o tratamento da malária. Colloids and surfaces B: Biointerfaces, 81, 263-273.

O'driscoll, C., Griffin, B., 2008. Desafios biofarmacêuticos associados a medicamentos com baixa solubilidade aquosa - o impacto potencial das formulações à base de lípidos. Advanced drug delivery reviews, 60, 617-624.

Obeidat, W. M., Schwabe, K., Muller, R. H., Keck, C. M., 2010. Preservação de transportadores lipídicos nanoestruturados (NLC). European Journal of Pharmaceutics and Biopharmaceutics, 76, 56-67.

Paliwal, R., Rai, S., Vaidya, B., Khatri, K., Goyal, A. K., Mishra, N., Mehta, A., Vyas, S. P., 2009. Efeito do material do núcleo lipídico nas características das nanopartículas lipídicas sólidas concebidas para administração linfática oral. Nanomedicina: Nanotecnologia, Biologia e Medicina, 5, 184-191.

Pandey, R., Sharma, S., Khuller, G., 2005. Quimioterapia antituberculosa à base de nanopartículas lipídicas sólidas orais. Tuberculosis, 85, 415-420.

Pardeike, J., Weber, S., Haber, T., Wagner, J., Zarfl, H., Plank, H., Zimmer, A., 2011. Desenvolvimento de uma formulação de transportador lipídico nanoestruturado (NLC) carregado com itraconazol para aplicação pulmonar. Revista internacional de produtos farmacêuticos, 419, 329-338.

Pardeshi, C., Rajput, P., Belgamwar, V., Tekade, A., Patil, G., Chaudhary, K., Sonje, A., 2012. Nanocarreadores à base de lípidos sólidos: An overview/Nanonosaci na bazi cvrstih lipida: Pregled. Ata Pharmaceutica, 62, 433-472.

Pathak, K., Raghuvanshi, S., 2015. Oral bioavailability: issues and solutions via nanoformulations. Clinical pharmacokinetics, 54, 325-357.

Pathak, P., Nagarsenker, M., 2009a. Formulação e avaliação de nanosistemas lipídicos de lidocaína para administração dérmica. Aaps Pharmscitech, 10, 985.

Pathak, P., Nagarsenker, M., 2009b. Formulação e avaliação de nanosistemas lipídicos de lidocaína para administração dérmica. Aaps Pharmscitech, 10, 985-992.

Pedersen, N., Hansen, S., Heydenreich, A. V., Kristensen, H. G., Poulsen, H. S., 2006. As nanopartículas lipídicas sólidas podem ligar eficazmente ADN, estreptavidina e ligandos biotinilados. European Journal of Pharmaceutics and Biopharmaceutics, 62, 155-162.

Phan, C. T., Tso, P., 2001. Intestinal lipid absorption and transport. Frontiers in bioscience: a journal and virtual library, 6, D299-319.

Poovi, G., 2016. Desafios e avanços nos sistemas de administração de medicamentos com nanopartículas de lípidos sólidos. J Pharma Care Health Sys, 3:2 (Suppl).

Porter, C. J., Charman, W. N., 2001. Transporte linfático intestinal de medicamentos: uma atualização. Advanced drug delivery reviews, 50, 61-80.

Porter, C. J., Trevaskis, N. L., Charman, W. N., 2007. Lípidos e formulações à base de lípidos: otimização da administração oral de fármacos lipofílicos. Nature Reviews Drug Discovery, 6, 231-248.

Potta, S. G., Minemi, S., Nukala, R. K., Peinado, C., Lamprou, D. A., Urquhart, A., Douroumis, D., 2011. Preparação e caraterização de nanopartículas lipídicas sólidas de ibuprofeno com solubilidade melhorada. Jornal de microencapsulação, 28, 74-81.

Priano, L., Zara, G. P., El-Assawy, N., Cattaldo, S., Muntoni, E., Milano, E., Serpe, L., Musicanti, C.,

Perot, C., Gasco, M. R., 2011. Nanopartículas lipídicas sólidas carregadas com baclofeno: preparação, avaliação electrofisiológica da eficácia, farmacocinética e distribuição tecidular em ratos após administração intraperitoneal. European Journal of Pharmaceutics and Biopharmaceutics, 79, 135-141.

Puglia, C., Sarpietro, M. G., Bonina, F., Castelli, F., Zammataro, M., Chiechio, S., 2011. Desenvolvimento, caraterização e avaliação in vitro e in vivo de transportadores lipídicos nanoestruturados carregados com benzocaína e lidocaína. Jornal de ciências farmacêuticas, 100, 1892-1899.

Puri, A., Loomis, K., Smith, B., Lee, J.-H., Yavlovich, A., Heldman, E., Blumenthal, R., 2009. Nanopartículas à base de lipídios como transportadores de drogas farmacêuticas: dos conceitos à clínica. Critical Reviews™ em sistemas de transporte de medicamentos terapêuticos, 26.

Rajagopal, R., 2014. Sustainable value creation in the fine and speciality chemicals industry. John Wiley & Sons Ltd.

Rao, K. K., 2008. Nanopartículas lipídicas sólidas polimerizadas para administração oral ou mucosa de proteínas e péptidos terapêuticos. Google Patents.

Rawat, M. K., Jain, A., Singh, S., 2011. Estudos sobre nanopartículas lipídicas sólidas de repaglinida baseadas em matriz lipídica binária: avaliação in vitro e in vivo. Journal of pharmaceutical sciences, 100, 23662378.

Reverchon, E., e Porta, G. D., 2001. Técnicas de micronização assistidas por fluidos supercríticos. Rotas de baixo impacto para a produção de partículas. Química Pura e Aplicada, 73(8), 1293-1297.

Ricci, M., Puglia, C., Bonina, F., Giovanni, C. D., Giovagnoli, S., Rossi, C., 2005. Avaliação da absorção percutânea de indometacina a partir de transportadores lipídicos nanoestruturados (NLC): estudos in vitro e in vivo. Jornal de Ciências Farmacêuticas, 94, 1149-1159.

Os direitos são reservados por Mrs, A., Gupta, D. R., 2009. Aumento da Solubilidade por Nanopartículas de Lípidos Sólidos.

Ruktanonchai, U., Bejrapha, P., Sakulkhu, U., Opanasopit, P., Bunyapraphatsara, N., Junyaprasert, V., Puttipipatkhachorn, S., 2009. Características físico-químicas, citotoxicidade e atividade antioxidante de três formulações lipídicas nanoparticuladas de ácido alfa-lipóico. Aaps Pharmscitech, 10, 227-234.

Salmaso, S., Elvassore, N., Bertucco, A., Caliceti, P., 2009. Produção de partículas submicrónicas de lípidos sólidos para administração de proteínas utilizando um novo processo de atomização por fusão assistida por gás supercrítico. Jornal de Ciências Farmacêuticas, 98(2), 640-650.

Sanad, R. A., Abdelmalak, N. S., Badawi, A. A., 2010. Formulação de um novo transportador lipídico nanoestruturado carregado de oxibenzona (NLCs). Aaps Pharmscitech, 11, 1684-1694.

Sanjula, B., Shah, F. M., Javed, A., Alka, A., 2009. Efeito do poloxâmero 188 na absorção linfática de nanopartículas lipídicas sólidas carregadas com carvedilol para aumentar a biodisponibilidade. Journal of drug targeting, 17, 249-256.

Sarabjot kaur, Ujjwal Nautyal, Ramandeep Singh, Satvinder Singh, Anita Devi ., 2015. Nanostructure Lipid Carrier (NLC): a nova geração de nanopartículas lipídicas. Asian Pac. J. Health Sci., 2(2), 76-93.

Sarmento, B., Martins, S., Ferreira, D., Souto, E. B., 2007. Administração oral de insulina por meio de nanopartículas lipídicas sólidas. Revista Internacional de Nanomedicina, 2, 743.

Sawant, K. K., Varia, J. K., Dodiya, S. S., 2008. Nanopartículas lipídicas sólidas carregadas com ciclosporina a: otimização da formulação, variáveis de processo e caraterização. Current drug delivery, 5, 64-69.

Schafer-Korting, M., 2010. Drug Delivery, Springer Berlin Heidelberg.

Schubert, M., Muller-Goymann, C., 2003. A injeção de solvente como uma nova abordagem para o fabrico de nanopartículas lipídicas - avaliação do método e dos parâmetros do processo. European Journal of Pharmaceutics and Biopharmaceutics, 55, 125-131.

Schwarz, C., Mehnert, W., 1997. Liofilização de nanopartículas lipídicas sólidas (SLN) livres e carregadas de fármacos. Revista Internacional de Farmácia, 157, 171-179.

Schwarz, C., Mehnert, W., Lucks, J., Muller, R., 1994. Nanopartículas lipídicas sólidas (SLN) para administração controlada de medicamentos. I. Produção, caraterização e esterilização. Jornal de Libertação Controlada, 30, 83-96.

Seetapan, N., Bejrapha, P., Srinuanchai, W., Ruktanonchai, U. R., 2010. Caracterizações reológicas e morfológicas sobre a estabilidade física de nanopartículas lipídicas sólidas carregadas com gama-orizanol (SLNs). Micron, 41, 51-58.

Shah, R., Eldridge, D., Palombo, E., Harding, I., 2014. Nanopartículas lipídicas: Produção, Caracterização e Estabilidade, Springer International Publishing.

Shahgaldian, P., Da Silva, E., Coleman, A. W., Rather, B., Zaworotko, M. J., 2003a. Nanopartículas lipídicas sólidas (SLNs) à base de para-acil-calix-areno: um estudo detalhado dos parâmetros de preparação e estabilidade. Revista internacional de produtos farmacêuticos, 253, 23-38.

Shahgaldian, P., Gualbert, J., AiSsa, K. S., Coleman, A. W., 2003b. A study of the freeze-drying conditions of calixarene based solid lipid nanoparticles. European Journal of Pharmaceutics and Biopharmaceutics, 55, 181-184.

Shahgaldian, P., Quattrocchi, L., Gualbert, J., Coleman, A. W., Goreloff, P., 2003c. AFM imaging of calixarene based solid lipid nanoparticles in gel matrices. European Journal of Pharmaceutics and Biopharmaceutics, 55, 107-113.

Shiau, Y., 1990. Mecanismo de absorção intestinal de ácidos gordos no rato: o papel de um microclima ácido. The Journal of physiology, 421, 463.

Shulkin, P. M., Seltzer, S. E., Davis, M. A., Adams, D. F., 1984. Lipossomas liofilizados: um novo método para armazenamento vesicular a longo prazo. Journal of microencapsulation, 1, 73-80.

Silva, A., Gonzalez-Mira, E., Garaa, M., Egea, M., Fonseca, J., Silva, R., Santos, D., Souto, E., Ferreira, D., 2011. Preparação, caraterização e estudos de biocompatibilidade de nanopartículas lipídicas sólidas (SLN) carregadas com risperidona: homogeneização a alta pressão versus ultra-sons. Colloids and surfaces B: Biointerfaces, 86, 158-165.

Silva, A., Santos, D., Ferreira, D., Souto, F., 2007. Libertação oral de fármacos através de nanopartículas lipídicas sólidas. Minerva Biotecnologica, 19, 1.

Sjostrom, B., Bergenstahl, B.,1992. Preparação de partículas submicrónicas de fármacos em emulsões o/w estabilizadas com lecitina I. Estudos de modelos da precipitação de acetato de colesterilo. Revista Internacional de Farmácia, 88, 53-62.

Sola, R., Sutcliffe, O. B., Banks, C. E., Macia, B., 2017. Moinho de bolas e rotas sintéticas assistidas por micro-ondas para Fluoxetina. Química e Farmácia Sustentável, 5, 14-21.

Souto, E., Muller, R., 2006. Aplicação de nanopartículas lipídicas (SLN e NLC) na indústria alimentar. J Food Tech, 4, 90-5.

Souto, E., Wissing, S., Barbosa, C., Muller, R., 2004. Avaliação da estabilidade física de SLN e NLC antes e depois da incorporação em formulações de hidrogel. European Journal of Pharmaceutics and Biopharmaceutics, 58, 83-90.

Souto, E. B., Muller, R., 2007. Nanopartículas lipídicas (nanopartículas lipídicas sólidas e transportadores lipídicos nanoestruturados) para aplicações cosméticas, dérmicas e transdérmicas. DROGAS E CIÊNCIAS FARMACÊUTICAS, 166, 213.

Souto, E. B., Muller, R. H., 2010. Nanopartículas lipídicas: Efeito na Biodisponibilidade e Alterações Farmacocinéticas. Em Schafer-Korting, M. (Ed.) Drug Delivery. Springer Berlin Heidelberg, Berlim, Heidelberg, pp. 115-141,.

Souza, L., Silva, E., Martins, A., Mota, M., Braga, R., Lima, E., Valadares, M., Taveira, S., Marreto, R., 2011. Desenvolvimento de nanopartículas lipídicas carregadas com topotecano para estabilização química e libertação prolongada. European Journal of Pharmaceutics and Biopharmaceutics, 79, 189-196.

Stecova, *er* Mehnert, W., Blaschke, T., Kleuser, B., Sivaramakrishnan, R., Zouboulis, C. C., Seltmann, H., Korting, H. C., Kramer, K. D., Schafer-Korting, M., 2007. Carregamento de acetato de ciproterona em nanopartículas lipídicas para tratamento tópico da acne: caraterização das partículas e absorção pela pele. Investigação farmacêutica, 24, 991-1000.

Strauss, G., Schurtenberger, P., Hauser, H., 1986. A interação de sacarídeos com vesículas de bicamada lipídica: estabilização durante o congelamento-descongelamento e a liofilização. Biochimica et Biophysica Ata (BBA)-Biomembranes, 858, 169-180.

Subedi, R. K., Kang, K. W., Choi, H.-K., 2009. Preparação e caraterização de nanopartículas lipídicas sólidas carregadas com doxorrubicina. Jornal Europeu de Ciências Farmacêuticas, 37, 508-513.

Suresh, G., Manjunath, K., Venkateswarlu, V., Satyanarayana, V., 2007. Preparação, caraterização e avaliação in vitro e in vivo de nanopartículas lipídicas sólidas de lovastatina. Aaps Pharmscitech, 8, E162-E170.

Svilenov, H., Tzachev, C., 2014. Nanopartículas lipídicas sólidas - um sistema promissor de entrega de medicamentos. Nanomedicina. One Central Press Manchester, pp. 187-237.

Swathi, M. P., Bala, P., 2013. Uma revisão sobre nanopartículas lipídicas sólidas. Int. J. Pharm. Sci. Rev. Res, 20(2), 36, 196-206

Swathi, G., Prasanthi, N., Manikiran, S., e Ramarao, N. Solid lipid nanoparticles: colloidal carrier systems for drug delivery. ChemInform, 43, no (2012).

Tan, S., Billa, N., Roberts, C., Burley, J., 2010. Efeitos do surfactante nas características físicas dos transportadores lipídicos nanoestruturados contendo Anfotericina B. Colloids and Surfaces A: Physicochemical and Engineering Aspects, 372, 73-79.

Taratula, O., Kuzmov, A., Shah, M., Garbuzenko, O. B., Minko, T., 2013. Portadores lipídicos nanoestruturados como plataforma de nanomedicina multifuncional para co-entrega pulmonar de drogas anticâncer e siRNA. Jornal de Libertação Controlada, 171, 349-357.

Teeranachaideekul, V., Souto, E. B., Muller, R. H., Junyaprasert, V. B., 2008. Caracterização físico-química e estudos de libertação in vitro de transportadores lipídicos nanoestruturados semi-sólidos carregados com palmitato de ascorbilo (géis NLC). Journal of microencapsulation, 25, 111-120.

Thatipamula, R., Palem, C., Gannu, R., Mudragada, S., Yamsani, M., 2011. Formulação e caraterização in vitro de nanopartículas lipídicas sólidas carregadas com domperidona e transportadores lipídicos nanoestruturados. Daru, 19, 23-32.

Tsai, M. J., Huang, Y. B., Wu, P. C., Fu, Y. S., Kao, Y. R., Fang, J. Y., Tsai, Y. H., 2011. Administração oral de apomorfina a partir de nanopartículas lipídicas sólidas com diferentes emulsionantes de monoestearato: avaliações farmacocinéticas e comportamentais. Jornal de Ciências Farmacêuticas, 100, 547557.

Uner, M., Yener, G., 2007. Importância das nanopartículas lipídicas sólidas (SLN) em várias vias de administração e perspectivas futuras. Revista internacional de nanomedicina, 2, 289.

Unruh, T., Bunjes, H., Westesen, K., Koch, M., 2001. Investigações sobre o comportamento de fusão de nanopartículas de triglicéridos. Colloid & Polymer Science, 279, 398-403.

Varshosaz, J., Minayian, M., Moazen, E., 2010a. Aumento da biodisponibilidade oral da pentoxifilina por nanopartículas lipídicas sólidas. Journal of liposome research, 20, 115-123.

Varshosaz, J., Tabbakhian, M., Mohammadi, M. Y., 2010b. Formulação e otimização de nanopartículas lipídicas sólidas de buspirona HCl para aumentar a sua biodisponibilidade oral. Journal of liposome research, 20, 286-296.

Vezzu, K., Borin, D., Bertucco, A., Bersani, S., Salmaso, S., Caliceti, P., 2010. Produção de micropartículas lipídicas contendo moléculas bioactivas funcionalizadas com PEG. The Journal of Supercritical Fluids, 54(3), 328-334.

Voutchkova-Kostal, A.M., Kostal, J., Connors, K.A., Anastas, B.B.W., P.T., Zimmerman, J.B., 2012. Rumo a um desenho molecular racional para reduzir a toxicidade aquática crónica. Green. Chem. 14, 1001-1008.

Waghmare, A., Grampurohit, N., Gadhave, M., Gaikwad, D., Jadhav, S., 2012. Nanopartículas lipídicas sólidas: uma entrega promissora de medicamentos. Jornal de Pesquisa Internacional de Farmácia, 3(4). 100-107.

Wang, G., Wang, J., Wu, W., Tony To, S. S., Zhao, H., Wang, J., 2015. Avanços na entrega de medicamentos à base de lipídios: aumentando a eficiência de medicamentos hidrofóbicos. Opinião de peritos sobre a administração de medicamentos, 12, 1475-1499.

Westesen, K., Bunjes, H., Koch, M., 1997. Caracterização físico-química de nanopartículas lipídicas e avaliação da sua capacidade de carga de fármacos e potencial de libertação sustentada. Journal of Controlled Release, 48, 223-236.

Wissing, S., Kayser, O., Muller, R., 2004. Nanopartículas lipídicas sólidas para administração parentérica de medicamentos. Advanced drug delivery reviews, 56, 1257-1272.

Wissing, S. A., Muller, R. H., 2003. A influência das nanopartículas lipídicas sólidas na hidratação e viscoelasticidade da pele - estudo in vivo. European Journal of Pharmaceutics and Biopharmaceutics, 56, 67-72.

Wu, L., Zhang, J., Watanabe, W., 2011. Estabilidade física e química de nanopartículas de fármacos. Revisões avançadas de administração de medicamentos, 63, 456-469.

Xie, S., Pan, B., Wang, M., Zhu, L., Wang, F., Dong, Z., Wang, X., Zhou, W., 2010. Formulação, caraterização e farmacocinética de nanopartículas lipídicas sólidas de óleo de rícino hidrogenado carregadas com praziquantel. Nanomedicina, 5, 693-701.

Xie, S., Zhu, L., Dong, Z., Wang, X., Wang, Y., Li, X., Zhou, W., 2011. Preparação, caraterização e farmacocinética de nanopartículas lipídicas sólidas carregadas com enrofloxacina: influências dos ácidos gordos. Colloids and surfaces B: Biointerfaces, 83, 382-387.

Xu, X.-M., Wang, Y.-S., Chen, R.-Y., Feng, C.-L., Yao, F., Tong, S.-S., Wang, L., Yamashita, F., e Yu,

J.-N., 2011. Formulação e avaliação farmacocinética de nanopartículas lipídicas sólidas carregadas com tetraciclina para injeção subcutânea em ratos. Boletim químico e farmacêutico, 59, 260-265.

Yadav, N., Khatak, S., Sara, U. V. S., 2013. Nanopartículas lipídicas sólidas - uma revisão. Int. J. Appl. Pharm, 5, 8-18.

Yang, R., Gao, R., Li, F., He, H., Tang, X., 2011. A influência das características lipídicas na formação, libertação in vitro e absorção in vivo de SLN carregados de proteínas preparados pelo processo de dupla emulsão. Desenvolvimento de medicamentos e farmácia industrial, 37, 139-148.

Yang, S., Zhu, J., Lu, Y., Liang, B., Yang, C., 1999. Distribuição corporal de nanopartículas lipídicas sólidas de camptotecina após administração oral. Pharmaceutical research, 16, 751-757.

Yuan, H., Chen, J., Du, Y.-Z., Hu, F.-Q., Zeng, S., Zhao, H.-L., 2007a. Estudos sobre a absorção oral de ácido esteárico SLN por um novo método fluorométrico. Colloids and surfaces B: Biointerfaces, 58, 157-164.

Yuan, H., Wang, L.-L., Du, Y.-Z., You, J., Hu, F.-Q., Zeng, S., 2007b. Preparação e características de transportadores lipídicos nanoestruturados para progesterona de libertação controlada por emulsificação fundida. Colloids and surfaces B: Biointerfaces, 60, 174-179.

Zara, G. P., Bargoni, A., Cavalli, R., Fundaro, A., Vighetto, D., Gasco, M. R., 2002. Farmacocinética e distribuição tecidular de nanopartículas lipídicas sólidas carregadas com idarubicina após administração duodenal a ratos. Jornal de Ciências Farmacêuticas, 91, 1324-1333.

Zhang, N., Ping, Q., Huang, G., Xu, W., Cheng, Y., Han, X., 2006. Nanopartículas lipídicas sólidas modificadas com lectina como transportadores para administração oral de insulina. Revista internacional de produtos farmacêuticos, 327, 153-159.

Zhang, T., Chen, J., Zhang, Y., Shen, Q., Pan, W., 2011. Caracterização e avaliação de um transportador lipídico nanoestruturado como veículo para a administração oral de etoposido. Jornal Europeu de Ciências Farmacêuticas, 43, 174-179.

Zhang, X., Liu, J., Qiao, H., Liu, H., Ni, J., Zhang, W., e Shi, Y., 2010. Otimização da formulação do transportador lipídico nanoestruturado de di-hidroartemisinina utilizando a metodologia de superfície de resposta. Powder technology, 197, 120-128.

Zhang, X., Pan, W., Gan, L., Zhu, C., Gan, Y., Nie, S., 2008. Preparação de um transportador lipídico nanoestruturado de PEGilato dispersível (NLC) carregado com 10-hidroxicamptotecina por secagem por pulverização. Boletim químico e farmacêutico, 56, 1645-1650.

Zur Muhlen, A., Schwarz, C., Mehnert, W., 1998. Solid lipid nanoparticles (SLN) for controlled drug delivery - drug release and release mechanism. European Journal of Pharmaceutics and Biopharmaceutics, 45, 149-155.

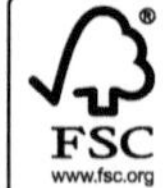

Printed by Books on Demand GmbH, Norderstedt / Germany